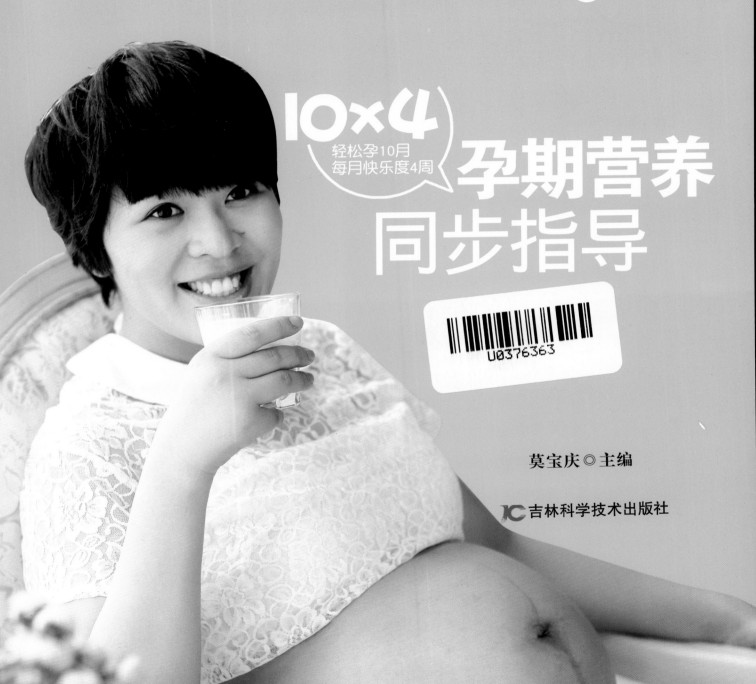

亲子悦读系列

10×4

轻松孕10月
每月快乐度4周

孕期营养同步指导

U0376363

莫宝庆◎主编

吉林科学技术出版社

前言
Qianyan

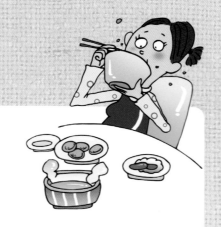

　　你是否正准备要一个孩子，正在满心期待地等待着新生命的到来？那么从现在起请善待你的身体，善待你的健康，如果在孕前及孕期你能保持一个好身体，将会为宝宝的健康打下坚实的基础。

　　科学的饮食是优生优育的基础。本书按时间顺序介绍了：备孕期如何把身体调节到最佳状态，什么食物有助于怀孕，这是你成为幸福妈妈的第一关；从知道怀孕的第一天开始，你和宝宝将会有哪些变化，如何保证营养均衡，该吃什么、怎么吃才能让胎儿的头脑更聪明、身体发育得更好，以及准妈妈应该如何应对孕期常见的不适症状，分娩后妈妈如何调养身体，怎样才能为宝宝提供充足的乳汁，这不仅关系到妈妈未来的健康，更会在很大程度上影响到宝宝的健康。这些问题都能从本书中找到答案，并得到科学的指导。书中更为准妈妈们量身定制了130多道孕前、孕期及产后的营养餐食谱。

我们将倾尽全力帮您轻松享受初为人父初为人母的甜蜜，拥有一个快乐的孕期，孕育一个聪明的宝宝。

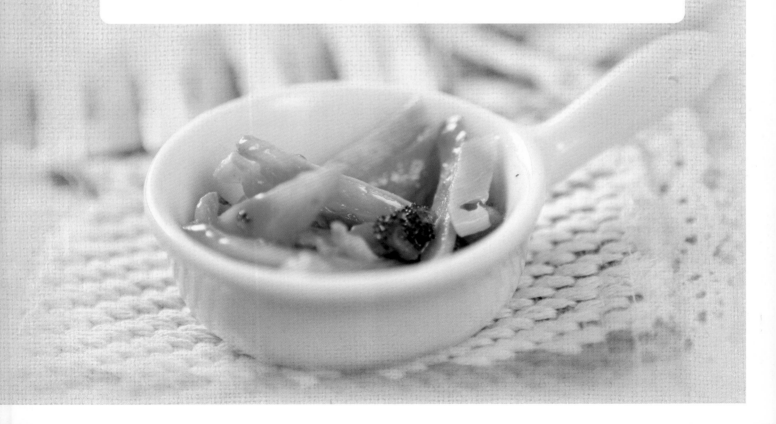

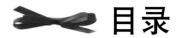 # 目录

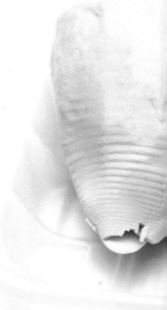

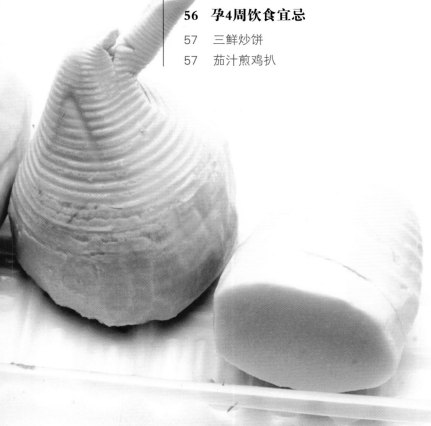

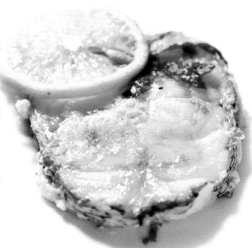

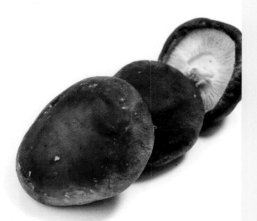

孕8月 食欲再次变差

孕10月 时刻准备着

孕9月 为宝宝出生做好准备

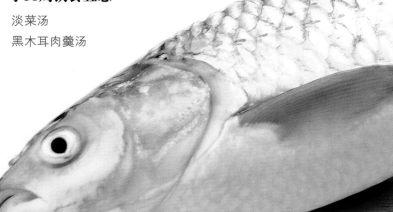

孕期常见不适的饮食调理

吃对吃好，轻轻松松坐月子

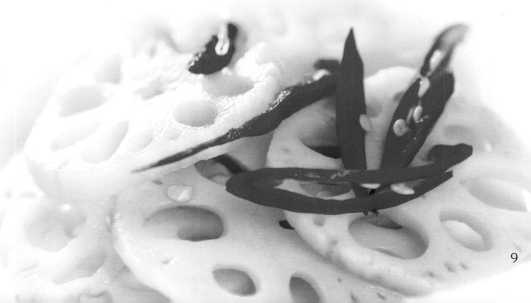

一人吃二人补，怀孕就是要吃好

孕期营养很重要

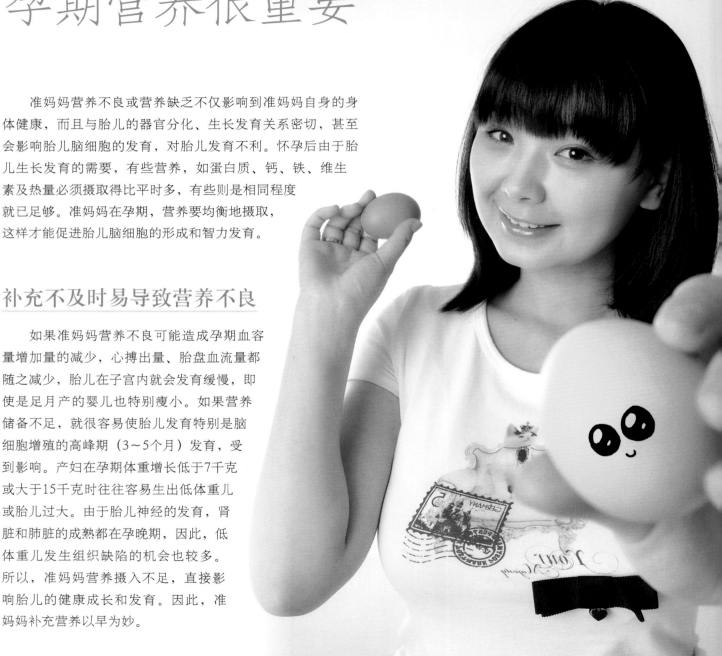

　　准妈妈营养不良或营养缺乏不仅影响到准妈妈自身的身体健康，而且与胎儿的器官分化、生长发育关系密切，甚至会影响胎儿脑细胞的发育，对胎儿发育不利。怀孕后由于胎儿生长发育的需要，有些营养，如蛋白质、钙、铁、维生素及热量必须摄取得比平时多，有些则是相同程度就已足够。准妈妈在孕期，营养要均衡地摄取，这样才能促进胎儿脑细胞的形成和智力发育。

补充不及时易导致营养不良

　　如果准妈妈营养不良可能造成孕期血容量增加量的减少，心搏出量、胎盘血流量都随之减少，胎儿在子宫内就会发育缓慢，即使是足月产的婴儿也特别瘦小。如果营养储备不足，就很容易使胎儿发育特别是脑细胞增殖的高峰期（3～5个月）发育，受到影响。产妇在孕期体重增长低于7千克或大于15千克时往往容易生出低体重儿或胎儿过大。由于胎儿神经的发育，肾脏和肺脏的成熟都在孕晚期，因此，低体重儿发生组织缺陷的机会也较多。所以，准妈妈营养摄入不足，直接影响胎儿的健康成长和发育。因此，准妈妈补充营养以早为妙。

保证胎盘发育的关键

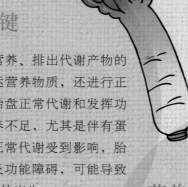

胎盘是胎儿自母体汲取营养、排出代谢产物的主要通路。胎盘组织不仅转运营养物质，还进行正常代谢，充足的孕期营养是胎盘正常代谢和发挥功能的前提条件。如果孕期营养不足，尤其是伴有蛋白质、热量缺乏时，胎盘的正常代谢受到影响，胎盘细胞数目减少、重量下降及功能障碍，可能导致流产、早产、死胎及低体重儿的出生。

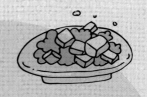

营养影响胎儿脑细胞的发育

由于胎儿脑细胞发育过程在很多方面是不可逆的，在怀孕期间保证母体营养以使胎儿脑发育正常，甚至优秀显得尤为重要。母亲的合理饮食，能促进胎儿大脑细胞数量的增加和质量的提高，为胎儿出生后良好的智力发育提供了可能。

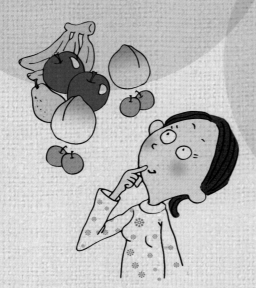

营养缺乏的危害
缺乏维生素B₁，会对中枢神经产生不良影响
缺乏叶酸，胎儿有可能会出现兔唇等畸形的危险
缺乏维生素C，可增加胎儿致畸的危险

孕期应该这样做

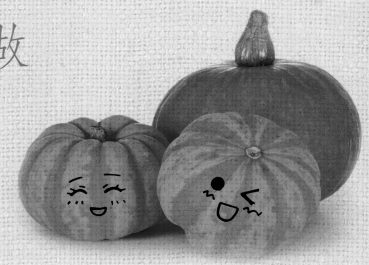

培养良好的饮食习惯

如果准妈妈在怀孕期间经常没有胃口、不喜欢吃东西、偏食,那么在宝宝出生后或在宝宝添加辅食时也会出现明显的偏食现象。

营养要均衡而多变

不同的食物所含的营养素是不一样的。因此,建议准妈妈多变化食物的种类,每天可吃2~5种不同的食物,营养才易充足。补充营养要科学、合理。

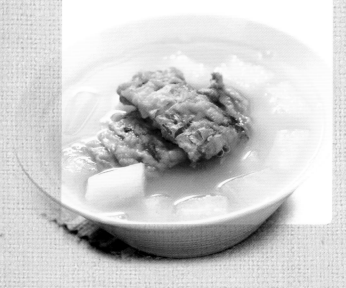

要做到规律饮食

即三餐定时、定量、定点。最理想的吃饭时间为早餐7~8点,午餐12点,晚餐6~7点,吃饭时间最好控制在30~60分钟。三餐都不宜被忽略或合并,尤其是早餐,而且分量要足够。每餐各占一天所需热量的1/3,或呈倒金字塔形——早餐丰富、午餐适中、晚餐量少。

要以没有加工的食物为主

因为没有经过加工的食物营养素不容易丢失,有利于为胎儿提供全面的营养。母亲在怀孕时尽量多吃原始食物,少用调味料,让宝宝还在肚子里时就习惯这种饮食模式。

注意铁质的摄入

铁的摄取是一定不可缺少的，因为铁是生产血红蛋白的重要原料，而血红蛋白把氧运送给细胞，人体需摄取少量铁质，贮存在组织中，胎儿就从这个"仓库"中吸取铁，以满足生长需要。准妈妈应该多吃一些含铁丰富的食物，如奶类、蛋类、瘦肉、豆制品、动物肝脏等，还需要多吃番茄、绿色蔬菜、红枣、柑橘等富有铁质的水果。如果血红蛋白低于100克/升，应遵医嘱补充各种铁剂药物及维生素。

其他注意事项

要将少量营养价值高的食物，制成易消化的状态食用，不要吃生冷和过酸的食物。最好采取少食多餐的方式，一天分4~5次进餐，可达到收敛效果。最好不要吃有刺激性、有兴奋作用及会破坏神经系统平衡的食物。饭后一定要先躺下来休息10~30分钟，不要让肚子太饿，也不要暴饮暴食。在怀孕第6个月时，应补充足够的维生素。

·小贴士·

慎重用药

用药遵医嘱，可用可不用的药尽量不用，用疗效肯定的药，用小剂量、短疗程的药，避免联合用药，注意药物说明书，非处方药不要随便用，致畸药物不用。

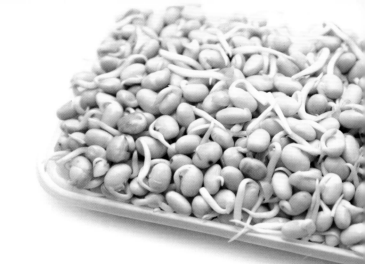

这些营养素，妈妈宝宝都需要

蛋白质
胎儿生长发育的基本原料

蛋白质对孕期的重要性

怀孕期间，母体需要蛋白质，胎儿更需要大量蛋白质。尤其是在胚胎8～18周时，脑细胞发育增速，妊娠最后3个月发育更快，至宝宝出生脑重已达390克，已是成人脑重的1/3，此时脑对各种营养物质的缺乏非常敏感，尤其是蛋白质的供应对脑发育的好坏更是起着举足轻重的作用。

准妈妈每天应该摄取多少蛋白质

在整个孕期准妈妈需在体内保留约1000克蛋白质，其中一半供胎儿发育所需，其余分布于胎盘、子宫、羊水、乳腺和母体血液中。建议准妈妈在孕中期每日增加蛋白质15克，孕晚期每日增加25克。对于准妈妈来说，动物类蛋白和豆类蛋白的摄入比例应该相当，而且要搭配食用，使其相互补充，更好地满足准妈妈的身体需要。

准妈妈缺乏蛋白质的危害

准妈妈如果对含有重要氨基酸的蛋白质摄取不足，就无法适应子宫、胎盘、乳腺组织的变化，尤其是在怀孕后期，会因血浆蛋白降低而引起水肿，并且会严重影响胎儿发育。

含优质蛋白质丰富的食物	
肉蛋奶类	牛肉、猪肉、羊肉、兔肉、鸭肉等
果实类	花生、南瓜子、西瓜子、核桃、葵花子等
水产类	鲫鱼、鳙鱼、鲤鱼、鳝鱼等
奶 类	牛奶、羊奶、豆奶、奶粉等

脂 肪
脑组织发育的必需物质

脂肪对孕期的重要性

　　脂肪是早期妊娠女性体内不可缺少的营养物质。它促进脂溶性维生素E的吸收，起着安胎的作用。脂肪可以帮助固定内脏器官的位置，使子宫恒定在盆腔中央，给胚胎发育提供一个安宁的环境。

　　此外，脂肪对维持大脑的正常发育和神经功能也有着重要的作用，可提高脑细胞的活性，增强记忆力和思维能力。

准妈妈缺乏脂肪的危害

　　如果准妈妈缺乏脂肪，会影响免疫细胞的稳定性，导致免疫功能降低，引起食欲缺乏、情绪不宁、体重不增、皮肤干燥脱屑、容易患流感等多种传染病，还会导致维生素A、维生素D、维生素E、维生素K缺乏症，使准妈妈由于缺钙而造成骨质疏松症等疾患。

准妈妈每天应该摄取多少脂肪

　　妊娠过程中胎儿储备的脂肪量是体重的5%～15%。而且胎儿体内脂肪的增长主要在孕晚期，尤其是妊娠的最后两个月，胎儿皮下脂肪开始大量蓄积，从20克剧增至350克，体内的脂肪也由10克增长到80克左右。因此，越到妊娠晚期胎儿就越需要充足的脂肪。孕妈妈应在孕晚期增加膳食中脂肪的摄入，脂肪供给热能应占总膳食供给热能的20%～25%，以保证胎儿所需。

脂肪的食物来源	
食用油	植物油，如豆油、橄榄油、菜籽油，以及动物油
肉蛋类	各种动物内脏、肉类、蛋黄
坚果类	花生、瓜子、核桃、杏仁、松子
其 他	豆制品、奶制品等

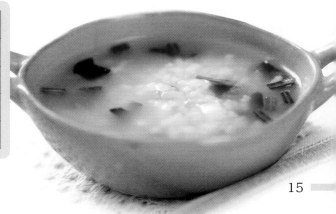

碳水化合物
重要能量来源

碳水化合物对孕期的重要性

碳水化合物，通称为糖类，是人类获取能量的最经济和最主要的来源，人类膳食中有40%～80%的能量来源于碳水化合物。在妊娠期间，葡萄糖几乎成为提供胎儿能量的唯一形式。

准妈妈缺乏碳水化合物的危害

如果准妈妈碳水化合物摄入不足，组织细胞就只能靠氧化脂肪、蛋白质的方式来获得人体必需的热能。但是在肝脏中，脂肪的氧化不彻底，可能导致血中的酮体堆积，将影响胎儿的生命安全。蛋白质在体内氧化代谢生成二氧化碳和水，如果蛋白质氧化过多，将会增加肝脏的负担。因此，准妈妈应保证每天充足的糖类的供应。

准妈妈每天应该摄取多少碳水化合物

准妈妈每天碳水化合物的需要量为400～500克，最好根据体重的增加情况调整每日热能的供给，妊娠全程应增加12.5千克左右，孕中晚期每周增重应为0.3～0.5千克，但还需按照他们平常每日进食副食品如蛋、鱼、肉类的多少来定。蛋、鱼、肉进食多点儿，谷类食物就相对少一些。

碳水化合物含量丰富的食物	
谷 类	如大米、小米、玉米等
薯 类	如白薯、红薯、土豆等
蔬果类	如各种蔬菜和水果等

膳食纤维
排出体内垃圾的清道夫

膳食纤维对孕期的重要作用

准妈妈由于胃酸分泌减少、体力活动减少，使胃肠蠕动减慢，随着胎儿的逐渐长大，膨大的子宫会逐渐压迫肠道，影响其蠕动，从而使准妈妈容易发生肠胀气或便秘。

准妈妈缺乏膳食纤维的危害

膳食纤维缺乏也不利于人体排出食物中的多余油脂，这会间接使身体吸收过多热量，使准妈妈超重，从而引发妊娠合并综合征。

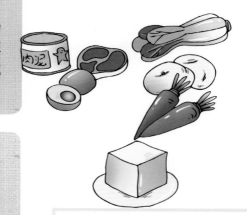

准妈妈对膳食纤维的需求

准妈妈更容易发生便秘，因此，应该适当增加膳食中谷物，特别是粗粮的摄入，多吃新鲜蔬菜和水果，使其发挥软化大便、促进肠蠕动、减少粪便在肠道停留的时间、缓解便秘的功效。

·小贴士·

膳食纤维的食物来源

膳食纤维主要存在于谷物的表皮、全谷类粮食中。如麦麸、麦片、全麦粉及糙米、燕麦、玉米面等，以及水果的皮核、蔬菜的茎叶、豆类及豆制品等。

叶 酸
防止胎儿神经管畸形

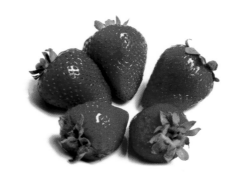

准妈妈缺乏叶酸的危害

　　母体缺乏叶酸主要表现为衰弱、精神萎靡、失眠健忘等症状。准妈妈早期缺乏叶酸是儿童先天性疾病发生的原因之一，有可能造成胎儿先天性神经管畸形，包括无脑儿及脊柱裂。准妈妈在孕早期摄取足够的叶酸可有效地降低神经管畸形的发生。孕中晚期叶酸缺乏，准妈妈易发生胎盘早剥、妊娠高血压综合征、巨幼细胞性贫血等；而胎儿易发生宫内发育迟缓、早产和出生低体重，可影响胎儿的智力发育，还可使眼、口唇、腭、胃肠道、心血管、肾、骨骼等器官的畸形率增加。叶酸还是红细胞形成所必需的物质。怀孕期间身体对叶酸的需要量也因红细胞的迅速增殖而大量增加。叶酸缺乏将导致准妈妈贫血，增加了流产概率，宝宝也可能营养不良。

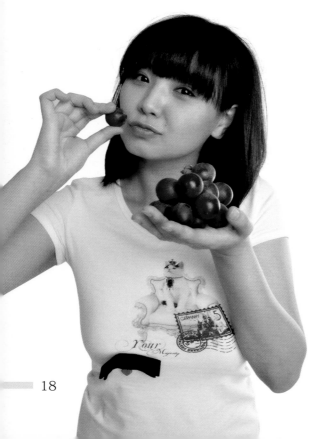

准妈妈每天应该摄取多少叶酸

　　准妈妈每天需补充600～800微克叶酸才能满足宝宝生长需求和自身需要。准妈妈应多吃新鲜的蔬菜、水果，在烹制食物时需要注意方法，避免过熟，尽可能减少叶酸流失。

　　对于有不良妊娠史、高龄及家族中有生育过畸形胎儿史等高危因素的准妈妈，最好在医生的指导下补充叶酸。

叶酸的食物来源	
蔬　菜	莴苣、菠菜、番茄、胡萝卜、菜花、油菜等
水　果	橘子、草莓、樱桃、香蕉、桃子、葡萄、猕猴桃等
动物食品	动物的肝脏、肾脏、禽肉及蛋类
其他食品	豆制品、核桃、腰果、栗子、杏仁、松子、大麦、糙米等

DHA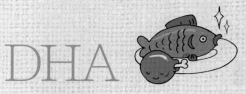
对胎儿智力和视力发育至关重要的"脑黄金"

DHA对胎儿的重要性

DHA即二十二碳六烯酸，俗称脑黄金，是一种对人体非常重要的不饱和脂肪酸。能优化胎儿大脑锥体细胞的磷脂构成成分，尤其胎儿满5个月后，如人为地对胎儿的听觉、视觉、触觉进行刺激，会引起胎儿大脑皮层感觉中枢的神经元增长更多的树突，这就需要母体同时供给胎儿更多的DHA。

DHA的摄入量

DHA是胎儿大脑、眼睛发育和维持正常功能所需的营养素，人体内不能合成，必须从食物中获得。鱼肉中DHA含量较高，准妈妈应多食用。孕妇和哺乳期女性每日DHA补充量为300毫克。

准妈妈缺乏DHA的危害

妇女在怀孕期间，如果缺少DHA，会影响胎儿大脑、视网膜及神经系统的正常发育，导致反应迟钝，产生弱智、弱视、失明等严重后果。

DHA的食物来源	
海洋鱼体内	眼窝脂肪中DHA的含量最多，其次是鱼油
食用油	橄榄油、核桃油、亚麻油

维生素A
胎儿眼睛和皮肤的保护神

准妈妈缺乏维生素A的危害

准妈妈缺乏维生素A，会出现皮肤变厚、上皮干燥、增生及角化，也可能引发流产、胚胎发育不全或胎儿生长迟缓等症状的发生，严重缺乏时，可引起胎儿器官畸形。胎儿骨骼发育也离不开维生素A，准妈妈缺乏维生素A还会导致胎儿骨骼中的骨质向外增生而损伤邻近神经组织。但是准妈妈也不可大剂量摄取维生素A，因为长期摄入过量的维生素A，可引起维生素A中毒或造成胎儿的畸形。

准妈妈每天应该摄取多少维生素A

维生素A是脂溶性维生素，长期过量摄入，可以在体内蓄积引起中毒，主要症状有厌食、体重不长、头发脱落、皮肤瘙痒、肝脾肿大等。准妈妈的维生素A推荐摄入量为每日1000微克，不可过量用鱼肝油来补充维生素A，过量食用可能会引起胎儿先天性畸形。

维生素A的食物来源

维生素A最好的食物来源是各种动物肝脏、鱼肝油、鱼卵、奶类、奶油和蛋等。植物性食物中含有的胡萝卜素在体内也能转化成维生素A，因此，胡萝卜素又称为维生素A原。胡萝卜素含量丰富的蔬菜有胡萝卜、红辣椒、青花菜等。橘色、黄色、红色果蔬和绿叶蔬菜中维生素A原的含量丰富。

维生素B$_1$
维持神经功能不可缺少的重要助手

准妈妈缺乏维生素B$_1$的危害

准妈妈若缺乏维生素B$_1$，可能导致新生儿致命性青紫症状、吮吸无力、嗜睡，如果诊断及时，迅速补充，可以缓解病情。准妈妈如果严重缺乏维生素B$_1$，也可影响胎儿的能量代谢，严重的可使婴儿发生先天性脚气病。由患脚气病的母亲和母乳喂养的婴儿，还可能会患脑型脚气病，其症状主要表现为食欲不佳、呕吐、呼吸急促、面色苍白、心率快，甚至突然死亡。

维生素B$_1$的摄入量

维生素B$_1$在能量代谢，特别是碳水化合物代谢的过程中是必不可少的，所以维生素B$_1$需要量通常与摄入的能量有关。准妈妈每日维生素B$_1$的推荐摄入量是1.8毫克。

维生素B$_1$的食物来源

维生素B$_1$的食物来源非常丰富，粮谷类、薯类、豆类、酵母、坚果类，动物的肝脏、瘦肉、蛋类等都是其丰富的来源。其中谷类的外胚层和胚芽中含量最高，蔬菜和水果中含量较少，豇豆、菜豆、香椿、青豌豆、黄花菜、甜椒和南瓜中较多，芹菜和枇杷叶中含量也很丰富。

维生素B$_2$
胎儿器官形成的维持器

准妈妈缺乏维生素B$_2$的危害

准妈妈在孕期经常会出现口腔溃疡症状，表现为口角部位湿白，有的会发生干裂，这是缺乏维生素B$_2$的表现。此外，还有嘴角、嘴唇发红，甚至溃烂、舌炎等都是缺乏维生素B$_2$的症状。孕期缺乏维生素B$_2$会影响胎儿的生长发育，还可能导致骨骼畸形。

维生素B$_2$的摄入量

怀孕期间准妈妈对热能的需要量增加，对于维生素B$_2$的需要也随之增加。每周进食1~2次猪肝、鸡蛋等食物可避免维生素B$_2$缺乏。我国推荐孕妇每日膳食维生素B$_2$的摄入量为1.8毫克。

·小贴士·

维生素B$_2$的食物来源

动物内脏中维生素B$_2$含量最高。奶类、奶制品、蛋类、鱼类、豆类也是维生素B$_2$的主要来源。

绿叶蔬菜中含有较多的维生素B$_2$，如韭菜、洋葱、甘蓝、番茄、西葫芦。

Q 我最近老感觉嘴唇干得很，而且起皮，喝水也缓解不了，怎么办？

A 孕妇嘴唇干燥可能有多种原因，如果是维生素缺乏的话，就要多吃新鲜蔬菜，如豆芽、油菜、白菜等。如果嘴唇干裂的时间较长，建议去看医生。

维生素C
预防贫血、提高免疫力

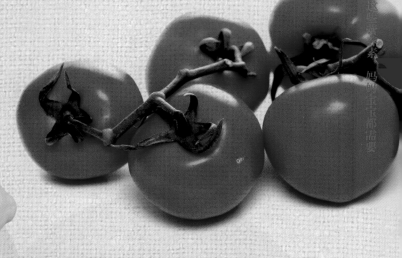

维生素C的摄入量

维生素C是人体需要量最大的一种维生素。成人每日供给80~90毫克能够满足需要，准妈妈在此基础上需要再增加20~40毫克，即准妈妈维生素C的摄入量每日为100~130毫克。

维生素C的食物来源

维生素C含量丰富的食物是新鲜的蔬菜和水果：

蔬菜：青椒、韭菜、芹菜、菜花、甘蓝、白菜、番茄、黄瓜、荠菜、油菜、菠菜等。

水果：草莓、苹果、石榴、木瓜、樱桃、柚子、山楂等。

准妈妈缺乏维生素C的危害

维生素C对胎儿的骨骼和牙齿发育、造血系统的健全和机体抵抗力的增强都有促进作用。如果准妈妈在孕初期严重缺乏维生素C会导致流产，还可使准妈妈得坏血病，甚至可引起胎膜早破和提高新生儿的死亡率。

·小贴士·

维生素C虽好，可是大剂量地摄入，可导致准妈妈和胎儿吸收功能的下降。如果准妈妈平常的健康状况很好，而且每天两顿主餐都会吃含维生素C丰富的蔬菜和水果，那么不需要再额外地人为补充维生素C。

维生素D
钙的黄金搭档

准妈妈缺乏维生素D的危害

维生素D能够促进膳食中钙、磷的吸收和骨骼的钙化，妊娠期如果缺乏维生素D，可导致准妈妈骨质软化，严重时可引起骨软化、骨折等现象。可造成胎儿及新生儿的骨骼钙化障碍及牙齿发育出现缺陷。准妈妈如果严重缺乏维生素D，还可使婴儿发生先天性佝偻病。对于准妈妈来说，单纯靠晒太阳获取维生素D是不够的。但是，过量服用维生素D，可引起婴儿高钙血症和维生素D中毒，甚至造成死亡。

维生素D的摄入量

维生素D的每日摄入量不应超过10～15微克。因为照射阳光可促进维生素D的生成，准妈妈最好每日有1～2小时的户外活动。

维生素D的食物来源

天然食物中维生素D含量均较低，含量高的有海鱼、动物肝脏、豆类、蛋黄、奶油等，瘦肉和奶中含量较少。妊娠3个月以后，如果维生素D缺乏严重，应在医生的指导下加服钙剂和鱼肝油。

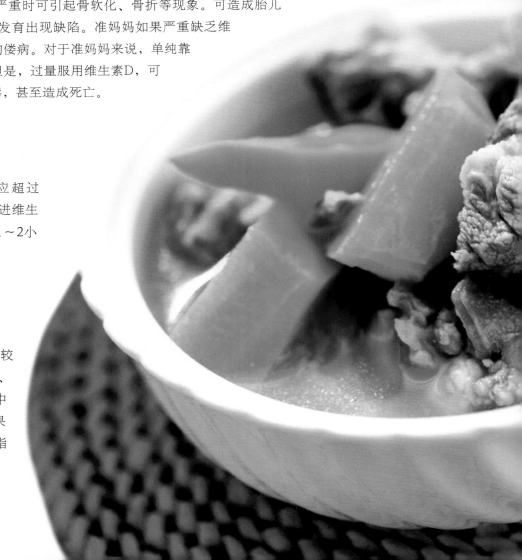

维生素E
孕期安胎的营养素

维生素E对孕期的重要性

准妈妈适当补充维生素E，可有利胎儿脑健康发育，并且可预防流产。所以准妈妈应多吃富含维生素E的食物。

准妈妈缺乏维生素E的危害

研究认为，维生素E缺乏与早产婴儿溶血性贫血有关。早产儿发生溶血性贫血时用维生素E，维生素E缺乏产生的水肿、过敏和溶血性贫血等症状即行消失。为了使胎儿储存一定量的维生素E，准妈妈应每日多加2毫克摄入量。

维生素E的摄入量

准妈妈仍应适量增加维生素E的摄入，建议每天摄入量在10毫克左右。维生素E与适量的维生素C和硒一同摄入时，其吸收能力会有所提高。铁摄入量较高时，维生素E的吸收能力会被降低。

维生素E的食物来源	
植物油	葵花子油、豆油、菜籽油、棉籽油、芝麻油、玉米油等
坚果类	核桃、葵花子、南瓜子、松子等
菌　类	猴头菇、木耳等
此外，蛋黄、贝类、豌豆、花生酱、地瓜、芦笋、菠菜等含量也很丰富	

钙
促进骨骼和牙齿的健康发育

准妈妈缺乏钙的危害

　　不论准妈妈是否缺钙，胎儿都会从准妈妈血液中吸收大量钙以满足其骨骼和牙齿的发育需要。如果准妈妈缺钙，不仅会影响胎儿骨骼和牙齿的正常发育，也有可能使准妈妈出现钙代谢平衡失调。若没能得到及时补充，严重时准妈妈骨骼和牙齿就会疏松，引起腰痛、腿痛、小腿抽筋及牙齿脱落、关节痛、水肿、妊娠高血压等病症，更严重时可导致骨质软化症，骨盆变形，造成难产。

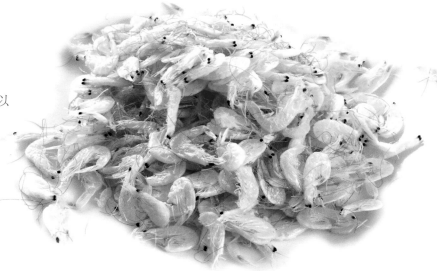

钙的摄入量

　　我国居民的膳食是以谷类食物为主，所以钙的来源甚少，钙摄入普遍不足。准妈妈的钙摄入量：孕早期每天摄取800毫克，孕中晚期每日为1000～1500毫克。

钙的食物来源

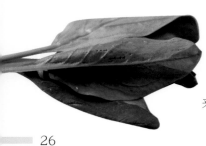

　　补钙首先应该从丰富食物种类、均衡饮食结构入手。乳制品中的钙不仅含量丰富，而且吸收率高，是准妈妈和乳母最理想的钙源。此外，虾皮、鱼类、海带、紫菜、鸡蛋、豆制品、芝麻酱、山楂、蔬菜等食物含钙也特别丰富。光靠饮食中的钙对于一些准妈妈来说是不够的，这就要求在孕期适当补充钙剂。

铁
造血及为宝宝运输营养的主力军

铁元素对孕期的重要性

妊娠4个月以后，铁的需要量逐渐增加，因此，在妊娠后半期有25%的准妈妈可因铁的摄入不足或吸收不良而出现缺铁性贫血。铁质是供给胎儿血液和组织细胞的重要元素，除了供应胎儿日益增长的需要外，还得将一部分铁质储存于肝脏中作为母体的储备，以补充分娩过程中出血的损失。

铁的摄入量

我国营养学会建议孕妇铁摄入量：孕中期为每日25毫克，孕末期为每日35毫克。但孕期对铁的需求量常常很难从食物中得到满足，故应该在医生的指导下适量服用补铁剂。

准妈妈缺乏铁的危害

铁的摄入不足，可引起缺铁性贫血，缺铁性贫血严重的准妈妈可引起贫血性心脏病，甚至心力衰竭，易发生早产、易休克、易感染。准妈妈贫血也会使胎儿氧供应减少，使胎儿体重比正常低。宫内缺氧严重的可致胎死宫内，新生儿也易发生窒息。

含有丰富铁元素的食物	
动物性食物	动物肝脏、肉类、海产品等
植物性食物	深色蔬菜、黑木耳、黑米、小米、玉米、豆类、菌类等

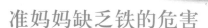

碘
促进胎儿生长及智力发育的营养素

碘对孕期的重要性

碘是合成甲状腺激素所必需的营养元素，而甲状腺激素可促进蛋白质的合成，并促进胎儿生长发育，对于胎儿大脑正常发育和成熟均非常重要。

准妈妈缺乏碘的危害

碘对胎儿的健康发育非常重要，准妈妈若缺碘，可导致甲状腺功能低下，会影响胎儿的大脑及生长发育，甚至还会造成流产、先天畸形等危险的发生。

碘的食物来源

海洋生物含碘丰富，如海带、紫菜、干贝、海蜇、龙虾等，其次为肉类、畜肉类、淡水鱼。植物含碘量是最低的，特别是水果和蔬菜。准妈妈若因为妊娠反应需要忌口的话，在日常烹饪时应使用碘盐。

碘的摄入量

2000年中国营养学会推荐孕妇每日碘摄入量为200微克。

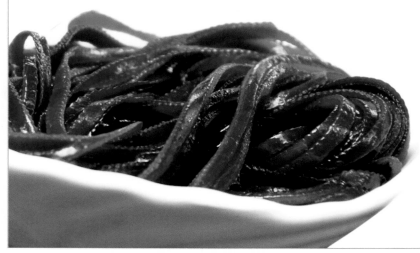

锌
宝宝智力发育的功臣

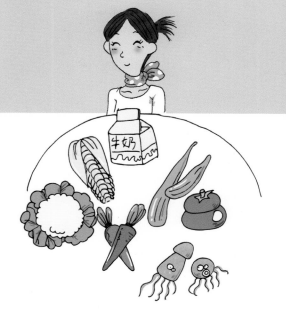

锌对准妈妈的重要作用

　　足量的锌可以改善准妈妈的消化状况，缓解早孕反应，维持准妈妈正常的免疫功能，减少得病的可能，减少对胎儿的影响。参与子宫肌红蛋白代谢，促进正常分娩时子宫收缩力，使准妈妈顺利分娩。

准妈妈缺锌有什么危害

　　在整个胚胎乃至胎儿的生长发育过程中均需要锌的参与，这样，才能保证体内含锌酶的活性。怀孕期间，若准妈妈缺锌，可引起染色体畸形、细胞分裂受阻而致畸形，如中枢神经系统畸形、骨骼系统畸形、组织和黏膜缺损等。缺锌还可以引起羊水感染综合征。所以，准妈妈应多摄入含锌丰富的食物。

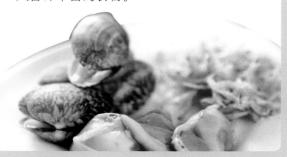

锌的摄入量

　　妇女在怀孕期间，每天锌的需要量为25～30毫克，为安全起见，最好从含锌丰富的天然食物中摄取。

锌的食物来源

海产品	海产品中以牡蛎和鲱鱼含锌为最高
坚果类	如花生、核桃、瓜子、榛子等
蔬果类	水果中苹果的含量为最高。蔬菜主要有黄豆、萝卜、白菜等
动物性食物	主要有动物的瘦肉、动物内脏等

维生素B$_{12}$
人体重要造血原料之一

准妈妈缺乏维生素B$_{12}$的危害

如果准妈妈身体内缺乏维生素B$_{12}$，就会降低四氢叶酸的利用率，从而导致"妊娠巨幼细胞性贫血"，这种病可以引起胎儿最严重的缺陷。人体缺乏维生素B$_{12}$，红细胞就不能正常发育，从而导致巨幼细胞性贫血的发生；神经组织也可能受到影响而引起神经系统障碍。准妈妈缺乏维生素B$_{12}$会有虚弱、厌食、体重下降、背痛、胸腹痛、四肢刺痛、行走困难和神经紊乱等症状，严重者可患恶性贫血。

维生素B$_{12}$的摄入量

180克软干奶酪或1/2升牛奶中所含的维生素B$_{12}$就可以满足人体每日所需（0.005毫克）。只要不偏食，准妈妈一般不会缺乏维生素B$_{12}$。

维生素B$_{12}$的食物来源

维生素B$_{12}$的主要来源是肉类，富含维生素B$_{12}$的食物有动物肝脏、牛肉、猪肉、蛋、牛奶、奶酪、牡蛎、蛤蜊、藻类等。而植物性食物一般都不含有维生素B$_{12}$。

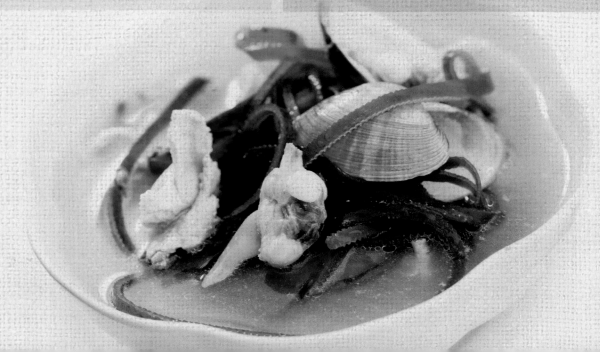

维生素K
分娩期止血的重要物质

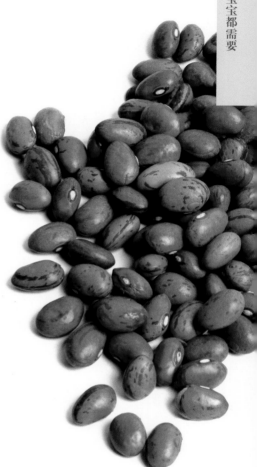

准妈妈缺乏维生素K的危害

一些与骨质形成有关的蛋白质会受到维生素K的调节，如果准妈妈缺乏，可能导致孕期骨质疏松症或骨软化症的发生，也可能造成新生儿出血性疾病，如吐血、肠子、脐带及包皮部位出血，严重的可导致颅内出血而有生命危险。

维生素K的摄入量

成人维生素K的摄入量为每日60～80微克，孕妇应适当增加。但是，维生素K也不宜服用过量，准妈妈应避免大量服用维生素K补充品，对于那些高危孕妇应在医生指导下口服维生素K。

维生素K的食物来源

维生素K在体内主要储存于肝脏中。其中维生素K_1存在于天然绿叶植物中，维生素K_2存在于动物性食物中。海藻、干酪、乳酪、鸡蛋、鱼、鱼卵、蛋黄、奶油、黄油、大豆油、肉类、奶、水果、坚果、动物肝脏和谷类食物等含量较丰富。

α－亚麻酸

提高胎儿的大脑发育和脑神经功能

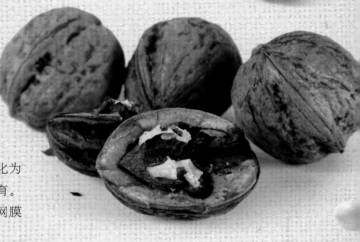

α－亚麻酸对孕期的重要作用

α－亚麻酸是构成人体组织细胞的主要成分，在体内能转化为机体必需的生命活性因子DHA和EPA，能够促进人脑正常发育。孕妇摄入足量的α－亚麻酸，有助于胎儿的脑神经细胞及视网膜发育。

准妈妈缺乏α－亚麻酸的危害

α－亚麻酸是组成大脑细胞和视网膜细胞的重要物质；如果摄取不足，会导致胎儿发育不良，准妈妈也会疲劳感明显，睡眠质量下降。

α－亚麻酸的摄入量

由于α－亚麻酸在人体内不能自动合成，因此，必须从外界摄取。怀孕的最后3个月，是准妈妈重点补充α－亚麻酸的时期。

α－亚麻酸的食物来源

α－亚麻酸在人体内不能合成，必须从体外摄取。在日常生活中，用亚麻油炒菜或每天吃几个核桃，都可补充α－亚麻酸。

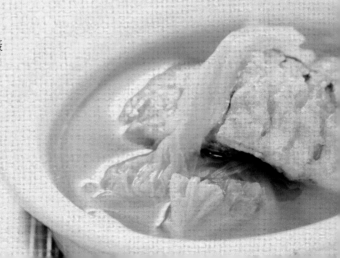

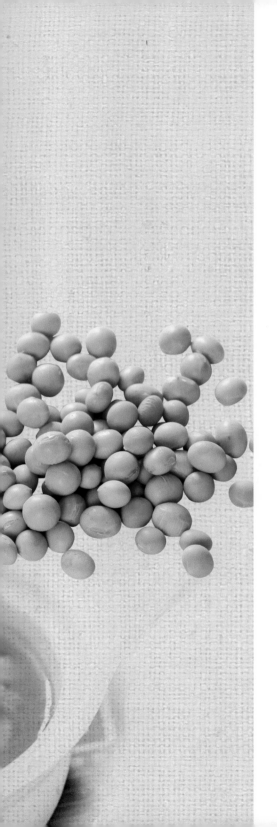

卵磷脂
加速神经系统及各组织器官的生长发育

卵磷脂的生理功能

脂类是胎儿大脑构成中非常重要的成分，包括脂肪酸和类脂，而类脂主要为卵磷脂。卵磷脂存在于人体的每个细胞之中，更多的是集中在脑及神经系统、血液循环系统、免疫系统，以及肝、心、肾等重要器官。充足的卵磷脂是宝宝大脑发育的关键。卵磷脂还可促进肝细胞的再生，并能增强机体的代谢功能和免疫力。

准妈妈缺乏卵磷脂的危害

卵磷脂能保护脑组织的健康发育，是非常重要的益智营养素。若孕期缺乏卵磷脂，就会影响胎儿大脑的正常发育，导致如胎儿发育不全、先天畸形，同时还会导致流产和早产等危害。准妈妈也会出现心理紧张、头昏头痛等不适症状。

卵磷脂的摄入量

孕期每日补充500毫克为宜。

卵磷脂的食物来源

卵磷脂含量较多的食物有大豆、蛋黄、坚果、谷类、动物肝脏等。

镁
天然镇静剂

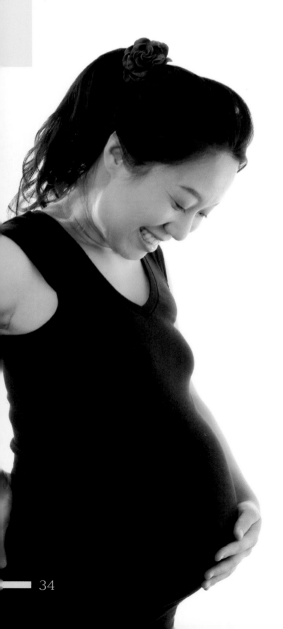

镁对孕期的重要作用

镁不仅对胎儿肌肉的健康至关重要，而且也有助于骨骼的正常发育。近期研究表明，怀孕头三个月摄取的镁的数量关系到新生儿身高、体重和头围大小。另外，镁对准妈妈的子宫肌肉恢复也很有好处。镁的摄入还可预防妊娠抽搐、早产等并发症。

准妈妈缺乏镁的危害

准妈妈缺镁会出现情绪不安、易激动，容易患妊娠期高血压、水肿，严重时还会发生昏迷、抽搐等症，有害于胎儿的正常发育，易导致胎儿畸形、过小，甚至死亡。

镁的摄入量

孕妇的摄入量为每日350～360mg。准妈妈只要平日均衡饮食，就能摄取足够的镁，不用额外补充。

镁的食物来源

在色拉油、绿叶蔬菜、坚果、大豆、南瓜、甜瓜、香蕉、草莓、葵花子和全麦食品中都很容易找到镁。

硒

提高免疫力，预防妊娠高血压

准妈妈补硒的重要性

硒是人体内重要的微量元素，孕期充分补硒，可提高准妈妈对抗辐射的能力。硒可降低孕妇血压、消除水肿、改善血管症状、预防和治疗妊娠高血压、抑制妇科肿瘤的恶变，以及预防胎儿畸形。此外，新生儿出生时，需及时从母乳内摄取大量的硒，以保证婴儿正常的生长发育。因此，妊娠期和哺乳期妇女每日补充适量的硒，这对胎儿、新生儿及准妈妈自身的健康是都十分有益的。

准妈妈缺硒的危害

孕期硒的缺乏不仅对准妈妈有很大的危害，会引起准妈妈患妊娠期高血压、妊娠期糖尿病及原因不明的流产，还对胎儿有严重的危害，导致胎儿身体及智力发育障碍、严重的畸形，甚至死胎。

硒的摄入量

硒与其他矿物元素一样，适量有益、超量有害，盲目补硒可能会造成副作用。准妈妈每天应摄入50~100微克硒。

硒的食物来源

人体自身不能合成硒，主要靠从食物中摄取。海鲜及植物种子，尤其是芝麻中含有大量的硒。动物器官中也常含有丰富的硒，与谷类相似。大多数水果和蔬菜中硒含量较低。

孕期膳食的总体原则

自妊娠第4个月起保证充足的能量及营养素

自怀孕第4个月起必须增加能量和各种营养素，以满足代谢需要。我国推荐饮食营养素供给量中规定，孕中期能量每天增加200千卡(36.8千焦)；蛋白质4~6个月时增加15千克，7~9个月增加25千克；钙增加至1500毫克；铁增加至28毫克。其他营养素如碘、锌、维生素等也都相应增加。

增加鱼、肉、蛋、奶、海产品、蔬菜及水果的摄入

饮食中增加鱼、肉、蛋、奶、海产品等富含优质蛋白质的动物性食物，含丰富钙质的奶类食物，含无机盐和维生素丰富的蔬菜、水果等。饮食要色、香、味俱全，并且保证食物多样化。

饮食制度合理

通常饮食制度为每天3顿，孕中期为保证孕妇营养，可在上、下午两餐间加点心。晚餐不要太丰富，摄入过多的蛋白质和脂肪易使大脑兴奋而影响睡眠，而且易发胖。

孕期饮食注意事项	
1	配餐要适合季节变化
2	尽可能照顾孕妇的就餐习惯
3	加工烹调科学、合理

安排饮食的具体方法

准妈妈每日热量需求

孕早期	需要摄取9414千焦
孕中晚期	需要摄取10 460千焦

1千卡=4.184千焦

碳水化合物产生热量=4千卡/克

蛋白质产生热量=4千卡/克

脂肪产生热量=9千卡/克

例如：1碗米饭100克（2两），它的热量=100×4=400千卡

怎样测算食物的热量

事实上，要将食物热量精确计算出来是很难的，大多数时候我们采用近似值的方法，以376.6千焦（90千卡）为一个计算单位举例。

主　食	1/4碗（普通大小）米饭、半碗稀饭或半碗面条≈376.6千焦（90千卡），两馒头≈1046千焦（250千卡）
蔬　菜	600克的任何蔬菜≈418.4千焦（100千卡）
水　果	300克西瓜、2个橘子≈418.4千焦（100千卡）
肉　类	37克瘦肉、20克肥肉≈418.4千焦（100千卡）
鸡　蛋	1个煮鸡蛋≈335千焦（80千卡），1个煎荷包蛋≈502千焦（120千卡）

孕期每日膳食摄入量一览表

营养物质	每日膳食摄入量			食　物
	孕早期	孕中期	孕晚期	
碳水化合物	每日至少摄入150g			谷类一般含碳水化合物约75%，薯类约15%～30%，水果约10%。
叶　酸	除摄入叶酸含量丰富的食物外，每日补充叶酸400ug			动物肝脏、鸡蛋、豆类、绿叶蔬菜、水果及坚果
优质蛋白质	每日增加5g	每日增加5g	每日增加20g	每周最好能摄入2～3次鱼类，还应摄入1个鸡蛋
钙	每日1000mg	每日1000mg	每日1200mg	每日至少摄入250ml的牛奶
碘	每日摄入量200ug			除食用碘盐外，每周至少进食1次海产品
铁	每日20mg	每日25mg	每日35mg	动物血、肝脏、瘦肉等，必要时可在医生指导下补充小剂量的铁剂

　　鱼类除了可以提供优质蛋白质外，还提供DHA，这对孕20周后胎儿大脑及视网膜的发育极为重要。蛋类，尤其是蛋黄，是卵磷脂、维生素A和维生素B_2的良好来源。

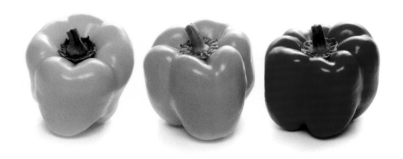

准妈妈、胎儿变化一览表

从怀孕的一刻开始，准妈妈的身体就开始为了腹中的宝宝进行自我调整和变化，以便给宝宝一个健康的成长环境。也是从这一刻开始，受精卵在母亲的子宫里安家了，子宫里面的胎儿正在慢慢长大。

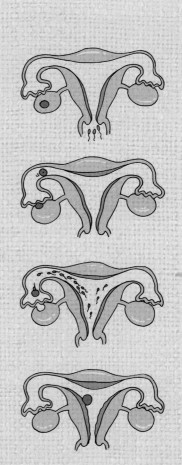

孕 期	准妈妈体重	胎儿身长	胎儿体重
孕1月	没有明显变化	0.36~1.0毫米	
孕2月	略下降	14~20毫米	2~3克
孕3月	下降的体重逐渐回升	60毫米左右	8~14克
孕4月	下降的体重逐渐回升	11.5厘米左右	80克左右
孕5月	增加2000~4500克	14~16.2厘米	260克左右
孕6月	每周增加250克左右	21厘米左右	540克左右
孕7月	每周可增加500克	35厘米左右	1千克左右
孕8月	每周增加500克	42厘米左右	1.8千克左右
孕9月	已增重11~13千克	46厘米左右	2.75千克左右
孕10月	体重达到高峰期	50厘米以上	3.4千克左右

备孕期间女性的营养需求

所需营养	原因及标准
保证热能充足供给	最好在每天供给正常成人需要的7535~10 046千焦的基础上，再加上约1674千焦，以供给性生活的消耗，同时为受孕积蓄一部分能量，这样才能为受孕和优生创造必要条件
保证充足优质蛋白质的供给	每天摄取优质蛋白质40~60克，保证受精卵的正常发育。优质蛋白质是指容易消化吸收的蛋白质，如鸡、鸭、鱼、瘦肉、虾、鸡蛋、豆腐、豆制品等
保证脂肪的供给	脂肪是机体热量的主要来源，其所含必需脂肪酸是构成机体细胞组织不可缺少的物质，增加不饱和脂肪酸的摄入对怀孕有益
保证充足的矿物质和微量元素	新鲜蔬菜和水果含有丰富的矿物质及微量元素，其中以钙、铁、磷、锌、碘、镁最为重要
补充叶酸	叶酸是B族维生素的一种，可以为胎儿正常发育保驾护航，避免脊柱裂、无脑、唇腭裂、先天性心脏病等畸胎，保障优生

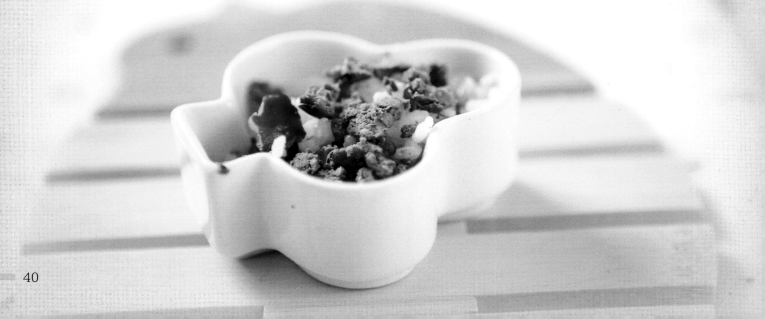

助孕食材

黑木耳

黑木耳具有滋补、益气、养血、健胃、止血、润燥、清肺、强智等疗效，用于滋补大脑和强身。

芝麻

芝麻含有丰富的钙、磷、铁等物质，尤其是优质蛋白质和近10种重要的氨基酸，对于孕育有很好的作用，所以必须随时进行补充。

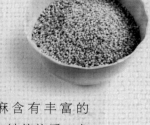

核桃

核桃仁中含有对大脑神经细胞有益的营养素，如磷、铁、维生素B_2、维生素A、蛋白质等，孕前应多吃一些，有益于孕期胎儿脑的发育。其含有的亚油酸，更是性激素的主要成分，常吃核桃有助于改善性生活。

动物内脏

这类食品中含有较多量的胆固醇，其中，约10%左右是肾上腺皮质激素和性激素，适当食用这类食物，对增强性功能有一定作用。

五谷杂粮

孕前应多吃些五谷杂粮，以保证卵子的正常发育，有利于孕期胎儿的脑部及智力发育。

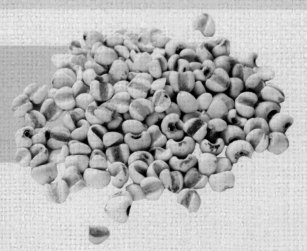

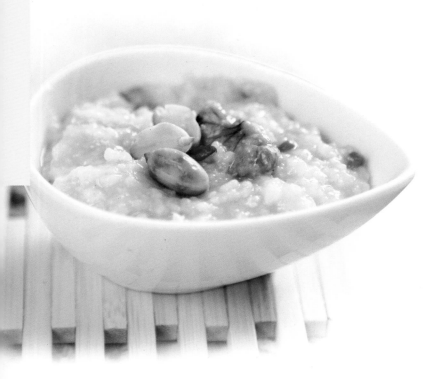

什锦甜粥

[材料]

小米、大米、绿豆、花生米、核桃仁、红枣、葡萄干各适量。

[制作]

1 将小米、大米淘洗干净。

2 绿豆淘洗干净，浸泡半小时。

3 花生米、核桃仁、红枣、葡萄干分别淘洗干净。

4 将绿豆放入锅内，加少量水，煮至七成熟时，向锅内加入开水，下入大米、小米、花生米、核桃仁、红枣、葡萄干，搅拌均匀，开锅后改用小火煮烂即可。

核桃小米粥

[材料]

核桃仁碎20克，小米50克，砂糖适量。

[制作]

1 将小米淘洗干净，研磨成末，放入锅中，加水煮至快熟时加核桃仁碎。

2 再煮至烂熟，调入砂糖即可喂食。

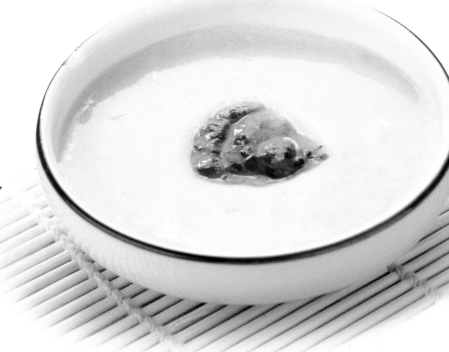

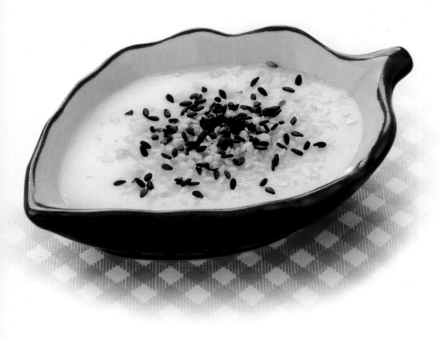

芝麻粥

[材料]

黑芝麻10克，大米30克，砂糖适量。

[制作]

1　先将黑芝麻炒熟后，放入研磨器中研成细末，备用。

2　大米淘洗干净，用开水浸泡1小时，放入锅中，再加入适量开水煮至米酥汤稠。

3　在粥中加入研碎的黑芝麻粉，继续煮一小会儿，加入砂糖拌匀即可。

醋拌木耳

[材料]

水发木耳50克，芹菜200克，红辣椒30克，醋3大匙，白糖1大匙，盐、酱油各1小匙，葱15克，高汤2大匙。

[制作]

1　木耳用温水泡过后摘掉根部，撕成适当大小，用水焯过后，稍洒一点醋。

2　取一根芹菜去筋后，再切成薄片；把葱切成4厘米见方的小段。将以上原料放到一个较深的碗里。

3　锅中加入醋、白糖、盐、酱油、高汤加热，再将红辣椒切成碎块放入其中，趁热浇在碗里，冷却后即可食用。

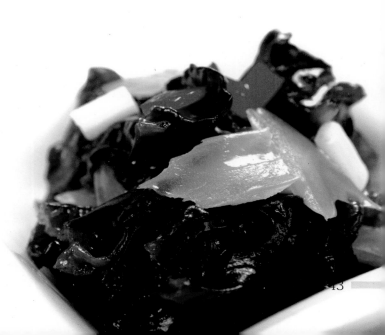

备孕期间
男性的营养需求

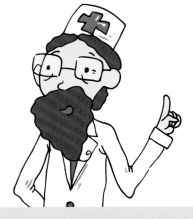

营养素	营养素功能	常见食物
蛋白质	蛋白质是细胞的重要组成部分，也是生成精子的重要原料。摄入充足的优质蛋白质，可以提高精子的数量和质量	这类食物包括三文鱼、牡蛎、深海鱼虾等海产品，它们不仅污染程度较低，还含有促进大脑发育的DHA等营养元素。此外，各种瘦肉、动物肝脏、乳类、蛋类等也是较好的选择
矿物质	矿物质和微量元素也能为孕育优质宝宝助力。例如，男性体内缺锌，可导致男性性功能低下、睾丸变小、质软，造成少精或无精；而缺钙则会造成精子成熟障碍，导致精子无法进入卵细胞；缺硒会让精子活动所需的能量减少，使精子活动力下降	含矿物质多的食物：豆、奶、蛋黄、骨头、深绿色蔬菜、米糠、麦麸、花生、海带等
维生素	水果、蔬菜中含有的大量维生素，是男性生殖生理活动所必需的物质。一些含有高维生素的食物，对提高精子的成活质量有很大的帮助。如维生素A、维生素E能延缓衰老、减慢性功能衰退的作用，还对精子的生成、提高精子的活性具有良好效果。男性如果长期缺乏蔬果当中的各类维生素，就可能有碍于性腺正常的发育和精子的生成，从而使精子的活力差	维生素A：动物肝脏、牛奶、蛋黄、番茄、南瓜 维生素B_1：花生仁、豌豆、谷类、豆类、肝类、肉类、蛋类 维生素B_2：羊肝、猪肝、紫菜、蛋黄、酵母、牛奶 维生素C：蔬菜、水果、鲜枣 维生素D：鱼肝油、蛋黄、牛奶、菌类、干菜 维生素E：植物油、坚果、菌藻、蛋黄、花生酱

助孕食材

花生

　　花生富含各种维生素、卵磷脂，人体必需的蛋白质、氨基酸、胆碱等，可提供给人体吸收利用率高的优质蛋白质，因此，孕前摄入充足的优质蛋白质，可以提高精子的数量和质量。

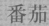

番茄

　　番茄含有胡萝卜素、维生素A及维生素C等多种维生素，对精子的生成、提高精子的活性具有良好效果。

鱼类

　　海产品为人体提供易被吸收利用的钙、碘、磷、铁等矿物质和微量元素。这些营养物质有利于提升精子的活力，对于胎儿大脑发育有着极高的效用，对孕育优质宝宝有很好的作用。

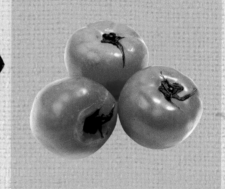

动物内脏

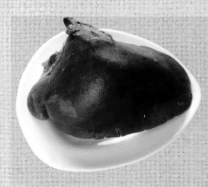

　　动物内脏富含精氨酸。据研究证实，精氨酸是精子形成的必需成分，并且能够增强精子活力，对维持男子生殖系统的正常功能有重要作用。

海鲜面

[材料]

面条150克，香菇30克，菠菜20克，虾50克，鲑鱼、牡蛎、花枝、姜丝、盐、料酒、白胡椒粉各适量。

[制作]

1 虾洗净、剔去肠泥；花枝洗净、十字切花；菠菜切段；香菇洗净，切开备用；鲑鱼、牡蛎洗净，去杂质。

2 面条煮至五分熟时，加入虾、花枝、鲑鱼、蚵、香菇、菠菜及姜丝，煮至面条九分熟，再加入盐、料酒、白胡椒粉拌匀即可。

番茄炒猪排

[材料]

番茄2只，猪排400克，菠萝2片，洋葱、青椒各30克，生粉25克。鸡蛋1只，盐3克，糖、水淀粉各6克，生抽4克，鸡汤12克。

[制作]

1 将猪排洗净，加入生抽、糖、生粉、鸡蛋液，用手抓匀，腌6分钟；把番茄放入滚水中焯一下，去皮后切成粒状；洋葱、青椒分别切片。

2 把猪排放入油锅中，用中火炸熟，捞起滤油。利用余油将番茄酱、洋葱片、青椒片炒香，再加入菠萝片、盐，最后放入排骨炒匀，水淀粉勾芡便成。

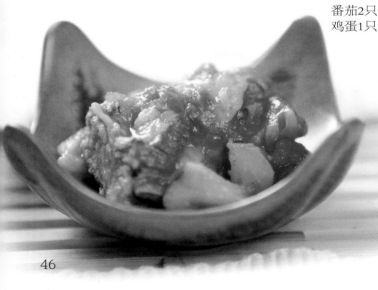

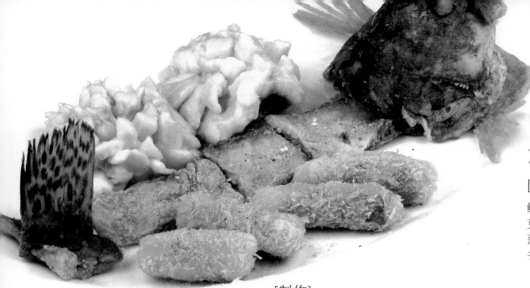

连理双味鱼

[材料]

鳜鱼750克，芝士60克，豆粉50克，鸡蛋清1个，面包糠、姜、葱、花椒油、料酒、盐、五香盐各适量。

[制作]

1 鳜鱼去内脏、骨、鳃，切开按平，洗净，一半切鱼花一半切鱼片，然后加入盐、了解、葱、姜腌至入味，备用；将嫩葱叶剁细；芝士切成1厘米方形。再将鳜鱼的鱼头、鱼龙骨、鱼尾炸熟。将入味后的鱼花上笼蒸5分钟即可。

2 取入味后的鱼片，包入芝士成鱼包，然后裹豆粉和面包糠，放入全蛋液中裹匀，蒸后炸一下即成。

3 取条盘放入炸熟的鱼头、鱼龙骨、鱼尾，在鱼骨的一侧放上蒸熟的鱼花，另一侧放上炸好的鱼包，撒上五香盐即成。

香菇米饭

[材料]

糯米400克，猪瘦肉100克、香菇30克，姜、虾米、盐、植物油、酱油、料酒各适量。

[制作]

1 糯米洗净后用水浸泡8小时。

2 猪瘦肉、香菇切细丝，虾米泡软。

3 姜带皮拍软后切末。

4 电饭煲中倒入少量植物油，接通电源。

5 热后放入姜末、猪瘦肉丝，略炒至变色，放虾米、香菇、料酒、酱油、盐。

6 把泡发好的糯米倒入锅中，加入水，像蒸米饭一样蒸熟即可。

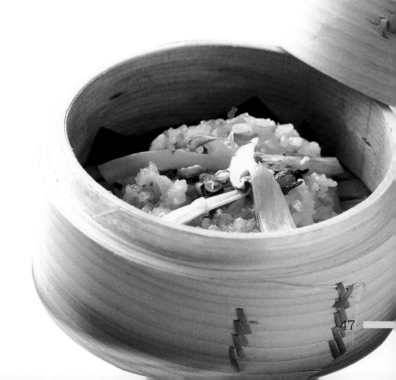

孕1月 胎儿和孕妈的变化

胎儿的变化

胎　重	0～1.0微克
胎　长	0～0.02毫米

在这个阶段，胚胎就好像一只"小海马"——有大大的头，并长有类似鳃和尾巴的构造。它生活在一个毛茸茸的小球内，球内充满了适宜胚胎生长的液体。

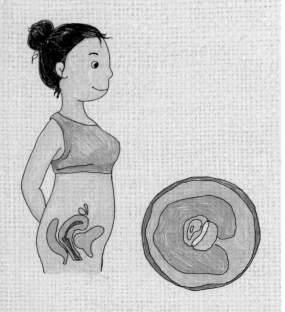

准妈妈的身体变化

现在还是一个难以完全意识到怀孕的时期。即使去做检查，也很难确认是否已经怀孕。不仅如此，怀孕1～2周这个时期完全是怀孕之前的状态。

由于胚胎太小，大部分准妈妈都不会有不舒服的感觉，少部分人可能会出现发热、畏寒、乏力、嗜睡等类似感冒的症状。此时，准妈妈的子宫、乳房还没什么变化，子宫约有鸡蛋般大小。

·小贴士·

注意事项

孕1月准妈妈要特别注意远离不利于胚胎发育的环境。生活居室要保持清新爽洁。不要接触有毒物质，不要照射X光等放射性物质。不要乱用感冒药。

体　重	和孕前差不多，没有特别的变化
子　宫	子宫壁变得柔软、增厚；形态无明显变化，大小同鸡蛋那么大
乳　房	乳房稍变硬，乳头颜色变深并且变得很敏感，或者有疼痛感。因个体差异，有的准妈妈无此变化
体　温	基础体温稍高
妊娠反应	由于体内激素分泌失衡，比较敏感的准妈妈出现了恶心、呕吐的症状。少部分出现类似感冒的症状，如身体疲乏无力、发热、畏寒等

关键营养需求

叶酸

若在怀孕头3个月内缺乏叶酸，可能导致胎儿神经管发育缺陷。在本阶段，准妈妈所需要的叶酸含量为每日600～800毫克。

富含叶酸的食物有绿叶蔬菜（如菠菜、生菜、油菜等）、豆制品、动物肝脏、蛋类、柑橘及全麦制品等。

优质蛋白质

怀孕后，准妈妈需要比之前更多的蛋白质，才能确保身体的健康和受精卵的正常发育。对于准妈妈来说，每天从饮食中摄取的蛋白质应达到60～80克。

在日常的饮食中，准妈妈可多吃鱼类、蛋类、乳类、豆制品等食物。一般而言，每周吃1～2次鱼，每天1个鸡蛋、250毫升牛奶和150克左右的肉类是必需的。

碳水化合物

若碳水化合物摄入不足，会不利于受精卵的发育，影响到胎儿的大脑发育，甚至导致出生后智商下降。因此，准妈妈应每天摄入150克以上的碳水化合物。

其主要来源于蔗糖、大米、玉米、燕麦、土豆、胡萝卜等食物。

科学饮水

怀孕后体内的液体需要量将大量增加，因此，准妈妈要保证每天喝足够的水，每天要喝2000毫升（大约8杯）的水。

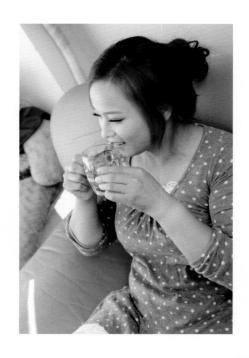

·小贴士·

在怀孕后，应注意在饮食中适当补充玉米及其制品。因为玉米中蛋白质、脂肪、糖类、维生素和矿物质的含量都比较丰富，这些营养物质对胎儿的智力发育是非常有益的。

孕1周饮食宜忌

多吃高蛋白的食物

受孕前后，准妈妈应尽量选择易消化吸收、利用率高的蛋白质，如鱼类、乳类、蛋类、肉类和豆制品，每天应保证摄取150克以上的主食。

少量多餐

准妈妈应少量多餐，多吃新鲜蔬菜和水果、豆制品和动物肝脏等。食物品种应当杂一些，注意荤素搭配、粗细结合、饥饱适度、不偏食、不挑食，不忌口，什么都吃，养成好的膳食习惯。

多喝水

孕早期准妈妈都有口渴的现象，一天水分的摄取量约8大杯为宜（1杯约250毫升），尽量饮用白开水，避免饮用各种咖啡、饮料、果汁等饮品。

饮食要清淡易消化

膳食以清淡容易消化吸收为宜，少吃油腻食物，吃饭时少喝饮料和汤。避免各种有害刺激，不吸烟，不喝含酒精和咖啡因的饮料等。

·小贴士·

怀孕一个月不宜吃的食物：甲鱼、螃蟹、薏米、腌制食品等。

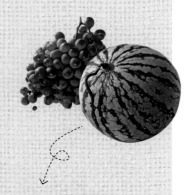

哪些食物抗辐射

准妈妈们可以安全食用的抗辐射食物有番茄、西瓜、葡萄、杏、番石榴、紫苋菜、黑芝麻等。

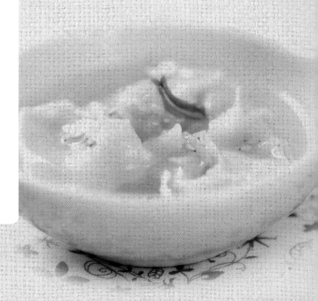

家常豆腐

[材料]

豆腐1块，猪瘦肉150克，青、红椒、水发木耳各少许，绍酒、酱油、辣椒酱、盐、味精、葱、蒜片、姜末各少许，淀粉适量。

[制作]

1　将猪瘦肉、豆腐分别切成片，撒少许盐腌10分钟，下油锅，煎至金黄色，倒入漏勺。

2　炒锅加油，下入猪肉片煸炒至变色，添少许汤，再下入豆腐片、木耳，烧至入味，加味精，用水淀粉勾芡，淋明油即可。

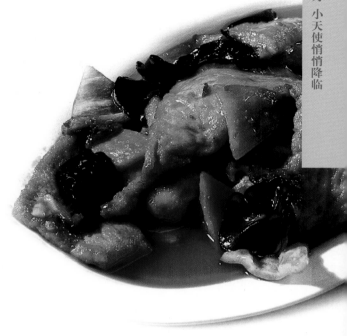

鸡蛋番茄羹

[材料]

鸡蛋1个，番茄1个，白糖、植物油各少许，清水适量。

[制作]

1　将鸡蛋打散，备用；将番茄煮一下，剥去皮，切成小块。

2　锅置火上，加少许植物油烧热，锅里放入番茄炒至七八成熟，再加清水、白糖煮10分钟，倒入蛋液快速搅拌下即可出锅。

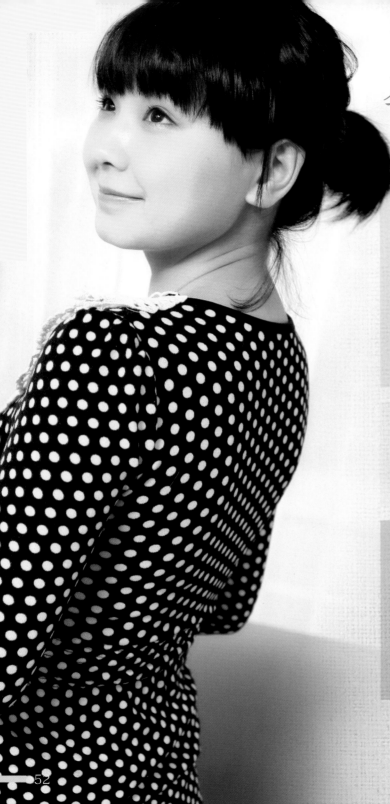

孕2周饮食宜忌

每日补充400微克叶酸

叶酸对神经管的发育至关重要，适量摄入叶酸可以预防准妈妈贫血，减少胎儿神经管畸形的发生率。因此，准妈妈在孕前3个月到整个孕期都要注意补充叶酸。绿色蔬菜、豆类食物、动物肝脏、瘦肉、鱼、蛋等食物中都含有丰富的叶酸。准妈妈的叶酸需求量为每日400微克。

锌的补充

充足的锌对胎儿器官的早期发育非常重要，有助于防止流产及早产。

铁的补充

怀孕后，准妈妈的血容量扩充，铁的需要量就会增加一倍。如果不注意铁元素的摄入，很容易患上缺铁性贫血，并可能影响胎儿的生长发育。因此，准妈妈应尽早补充铁，以预防缺铁性贫血及其所带来的不良后果。

鸡肉鲜汤烧小白菜

[材料]

小白菜300克，鸡肉200克，葱花、料酒、牛奶、水淀粉各适量。

[制作]

1 将小白菜洗净去根，切成10厘米长的段，用沸水焯透，捞出用凉水过凉，沥干。

2 油锅烧热，下葱花，烹料酒，加入鸡汤和盐，放入鸡肉和小白菜。

3 武火烧沸后，加入牛奶，用水淀粉勾芡，盛入盘内即可。

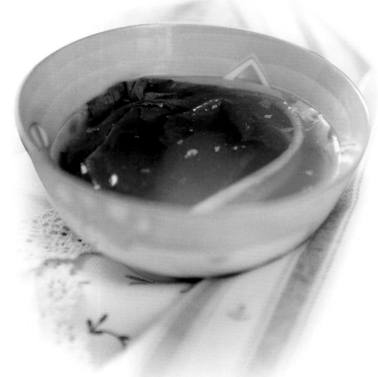

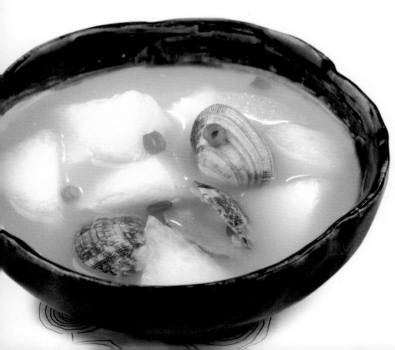

冬瓜蚬汤

[材料]

蚬子200克，冬瓜300克，水4杯，姜丝、葱花少许，盐、料酒各1匙。

[制作]

1 蚬子洗净，吐沙备用；冬瓜去皮，切成块状。

2 锅中加入4杯清水煮开，加入冬瓜块及姜丝、葱花，继续煮20分钟，加入蚬子及盐、料酒，再煮6分钟即可。

孕3周饮食宜忌

受精卵需要微量元素

在准妈妈与准爸爸同房后的24小时，精子和卵子会结合在一起形成受精卵，受精卵有0.2毫米大小，重1.505微克。受精卵经过3~4天的运动到达子宫腔，在这个过程中由一个细胞分裂成多个细胞，并成为一个总体积不变的实心细胞团，称为桑胚体。准妈妈自身可能还没有什么感觉，但在你的身体内却在进行着一场变革。受精卵已经进入子宫开始发育。

准妈妈在补充叶酸的同时，应加强微量元素的摄取，微量元素锌、铜等参与了中枢神经系统的发育。可以适当吃一些香蕉、动物内脏，还有瓜子、松子等坚果类食品，都富含锌元素。

早餐很重要

早餐十分重要，应该吃温热的食物，以保护胃气。享用热稀饭、热燕麦片、热牛奶、热豆花、热面汤等热食，可以起到养胃的作用。尤其是寒冷的冬季，这点特别重要。

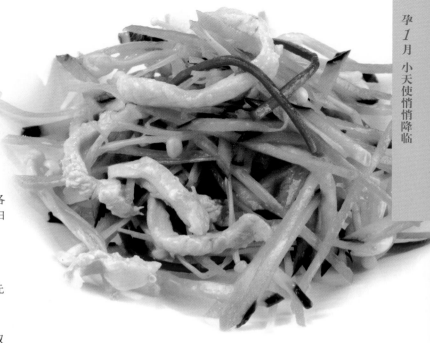

凉拌五彩鸡丝

[材料]

熟鸡胸脯肉200克，胡萝卜、金针菇、黄瓜各100克，红椒丝60克，味精、盐、胡椒粉、白糖、麻油各适量。

[制作]

1 熟鸡胸脯肉撕成丝；胡萝卜、黄瓜分别洗净切成丝，加盐略腌一下；金针菇洗净，与红椒丝一起焯熟。

2 所有原料放入碗中，加盐、味精、胡椒粉、白糖拌入味，淋上麻油，即可装盘。

香菇肉粥

[材料]

猪肉馅120克，大米适量，香菇3朵，芹菜、虾干各40克，红葱头4粒，酱油及胡椒粉各1小匙。

[制作]

1 将红葱头洗净，切细丝；芹菜切成末；香菇泡软，去蒂切丝；猪肉馅放入碗中，加一半酱油拌匀备用。

2 大米洗净，放入锅中加2杯水大火煮成稀饭。

3 锅中加油，烧热，加入红葱头粒、香菇丝快炒，最后加入猪肉馅、虾干炒熟，加入半熟稀饭，用中火煮约15分钟，再加入胡椒粉及芹菜末即可。

孕4周饮食宜忌

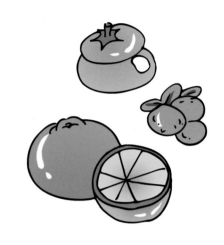

重点补充叶酸

这个时候若准妈妈缺乏叶酸，便会导致胚胎细胞发育畸形，特别是由于神经管发育畸形，导致胎儿出现"无脑儿"或"脊柱裂"。因此，特别提醒准妈妈要加强叶酸的摄取量，每天多吃一些富含叶酸的水果，对你会更有帮助。

辅助补锌

这个时候补充叶酸的同时也应增加锌的补充，可以在两餐之间吃些香蕉、花生、松子等富含锌的食物。

多吃水果

早餐吃水果吸收是最好的，建议准妈妈每天吃3种以上水果，如苹果、番茄、猕猴桃等。

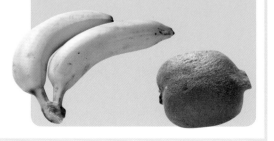

要选择可口的饮食

应尽量迎合自己口味的食物，想吃什么就吃什么。同时也要摸索自己的反应规律，争取在反应轻的时候多吃些。少量多餐也能减轻恶心、呕吐的发生。此外，可尽量多吃含钾较多的食物，如香蕉、红枣、花生、海带、紫菜、豆类等，以补充因呕吐丢失的钾。

三鲜炒饼

[材料]

饼150克，海参、熟虾仁、净笋片、鸡肉各50克，菜心120克，酱油、料酒、盐、味精、白糖、清汤各适量。

[制作]

1　海参、鸡肉、笋片切成丁，炒熟；饼切成条；菜心洗净焯熟，铺在盘底。

2　把锅放在火上，在锅内倒入食用油烧热，将饼条炸至金黄色，捞起装入盘中。

3　锅中留底油烧热，倒入海参丁、鸡肉丁、熟虾仁、笋丁，煸炒片刻，烹入料酒、清汤烧沸，再加入酱油、盐、味精、白糖烧至入味，起锅浇在饼条上即成。

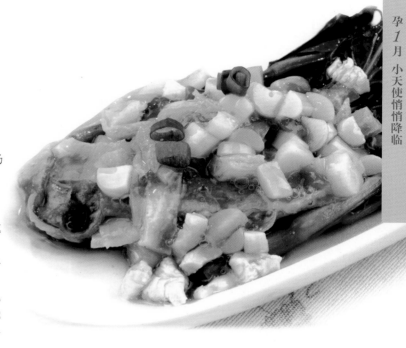

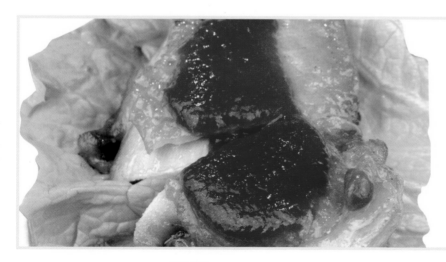

茄汁煎鸡扒

[材料]

鸡腿400克，洋葱、番茄各1个，生菜叶1片，甜茄汁60克，鸡蛋1只，盐、糖、姜粉、胡椒、面粉少许。

[制作]

1　将鸡腿去骨后放入碗中，盐、糖、姜粉、胡椒、面粉拌匀后倒入鸡腿内，腌12分钟；把洋葱、番茄洗净，切片，放在碟边，生菜放在碟底。

2　将鸡腿用中慢火煎熟，取起滤油，切块排入碟中，上面淋上甜茄汁即成。

孕2月 胎儿和孕妈的变化

胎儿的变化

胎 重	1~4克
胎 长	1~3厘米

　　本月是胎儿绝大部分器官的分化和形成期。胚胎有躯体和"尾"，能分辨出眼，以及手和足上的小峰，这些小峰就是今后的手指和脚趾。在第6周的时候，胎儿的心脏就开始跳动了，满8周已初具人形。

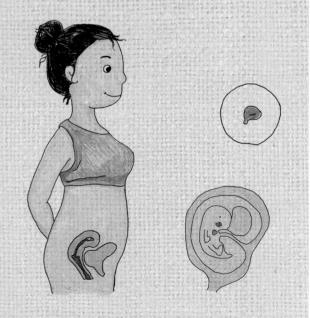

孕妈的变化

　　有的准妈妈感到嗜睡、呕吐、头晕、乏力等，开始变得慵懒，在白天也感到昏昏欲睡。在这个月里，准妈妈的子宫增大到如鹅卵石般大小，乳房增大明显，阴道分泌物增多，且小便频繁。

体 重	和孕前差不多，没有特别的变化
子 宫	多数准妈妈会尿频、白带增多、乳房增大、乳房胀痛、腰腹部酸胀。乳房有时会有刺痛或者抽动感
乳 房	乳房稍变硬，乳头颜色变深并且变得很敏感或有疼痛感。因个体差异，有的准妈妈无此变化
妊娠反应	大部分准妈妈会头晕、乏力、嗜睡、流涎、恶心、呕吐、喜欢酸性食物、厌油腻。早孕反应由轻到重，一般持续两个月左右

·小贴士·

　　这一时期胎盘还没有完全稳定，是流产概率较大的时期。最好不要做激烈的运动，不要外出旅行，避免性生活。

关键营养需求

重视对碘的补充

碘对胎儿的健康发育非常重要，准妈妈若缺碘，会影响胎儿的大脑发育，甚至还会造成流产、先天畸形等危险的发生。孕期碘的摄入量为每日175微克。

含碘丰富的食物有海带、紫菜等，准妈妈若因为妊娠反应需要忌口的话，在日常烹饪时应使用碘盐。

保证锌的充足

孕早期缺锌，会使胎儿的大脑发育和体重增长变慢，还会增加准妈妈分娩时的危险性。

因此，准妈妈应适当吃一些富含锌元素的食物，如动物内脏、花生、香蕉等。孕期锌的推荐量为每日20毫克。

坚持补充叶酸

怀孕前3个月补充叶酸对胎儿的健康发育非常重要。这个月，准妈妈要坚持补充叶酸。

适当增加蛋白质

蛋白质每天的供给量以80～90克为宜。怀孕2个月内，对于蛋白质的摄入，不必刻意追求一定的数量，但要注意保证质量。今天想吃就多吃一点，明天不想吃就少吃一点，顺其自然就好。

摄取B族维生素

在孕早期，准妈妈对B族维生素的需要量会有所增加。

B族维生素主要来源于谷类食品。可多食用玉米、小米、燕麦等富含B族维生素的食物。

补充水和矿物质

这个月，许多准妈妈或多或少都会出现恶心、呕吐的妊娠反应。对于早孕反应严重的人，要特别注意补充水和矿物质，因为剧烈呕吐容易引起人体水盐代谢的失衡。

·小贴士·

怀孕2个月不宜吃的食物：酸性食物、浓茶、可乐、饮酒、霉变食物。而且，这一时期不要吃过多菠菜及肉类。

孕5周饮食宜忌

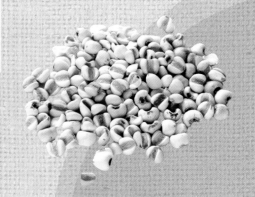

吃粗粮能促进食欲

孕早期，由于血糖偏低、进食不足产生酮体，孕妇易发生食欲缺乏、轻度恶心和呕吐，这时可以多吃粗粮等含糖较多的食物，以提高血糖，降低酮体。

选择能够诱发食欲的食物

准妈妈可以选择外形吸引你感官的、口感清爽、富有营养的食物，如番茄、黄瓜、彩色柿子椒、鲜香菇、新鲜平菇、苹果等，它们色彩鲜艳，营养丰富，可诱发食欲。

选择易消化的食物

选择的食物要易消化、易吸收，同时能减轻呕吐，如烤面包、饼干、大米或小米粥等营养煲粥。干的食品能减轻恶心、呕吐症状，粥能补充因恶心、呕吐失去的水分。

食物要对味，烹调要多样化，并尽量减少营养素的损失。

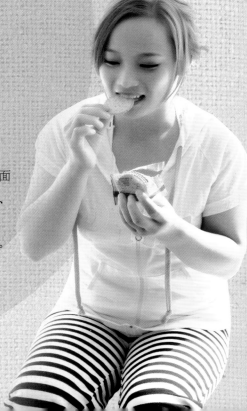

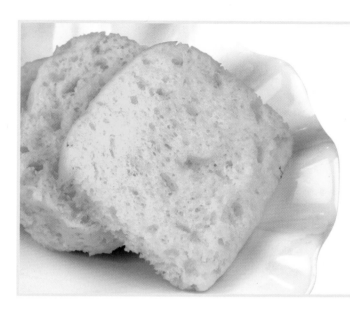

小米面发糕

[材料]

小苏打少许，黄豆面300克，小米粉650克，食用碱6克，温水500克。

[制作]

1 小米面放盆内，加黄豆面、小苏打和食用碱，再加温水，拌和均匀，调成稀软面团。

2 笼屉内铺好屉布，将稀软面倒在屉布上抹平，放入滚开水、冒大气的锅上，用旺火沸水足气蒸约25分钟，蒸至熟透出屉，切成菱形块。

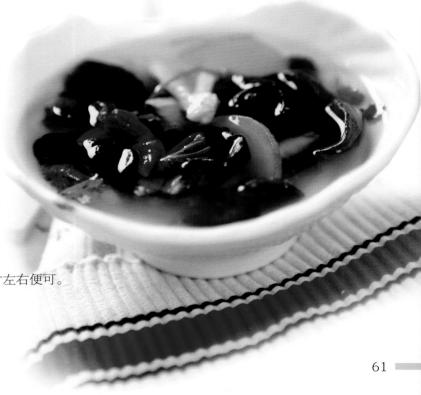

木耳鸡肉汤

[材料]

木耳2片，鸡肉500克，枸杞子少量，北芪25克，姜3片，鸡心枣（去核）8粒。

[制作]

1 将木耳用水浸软，洗净泥沙。

2 将以上所有材料放入炖盅内，加5碗水炖2小时左右便可。

孕6周饮食宜忌

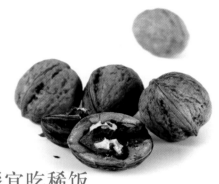

早餐宜吃稀饭

孕早期易发生食欲缺乏、轻度恶心的情况，此时要少食多餐，少吃油腻和不易消化的食物，早餐宜吃稀饭、豆浆等清淡食物。还可以在起床和临睡前吃少量面包、饼干或其他点心。

可多吃核桃仁

在饮食上，能吃多少就吃多少，不必介意营养够不够的问题。只要有可能，多吃些核桃仁、海鱼和黑木耳，这三样食物都有助于胎儿神经系统的发育。

当心鱼体内的汞

虽然本阶段建议准妈妈多吃鱼，但是不同种类的鱼体内会积聚着不同量的汞，这是一种对人体有害的天然元素。因此，准妈妈要避免吃鲨鱼、鲭鱼王、旗鱼及方头鱼，因为这四种鱼的汞含量非常高。汞进入孕妇体内之后，会破坏胎儿的中枢神经系统，影响胎儿的大脑发育。

猪肝粥

[材料]

大米150克、猪肝100克、干贝20克、盐、葱花、姜丝、料酒、香油各适量。

[制作]

1 将猪肝洗净，切片；干贝洗净，用温水泡发后加入少许料酒蒸软，撕碎备用。

2 锅内加水，放入米煮粥，待粥快煮好时放入姜丝、干贝丝和猪肝同煮，猪肝熟时熄火，再放入盐调味，食用前加香油和葱花。

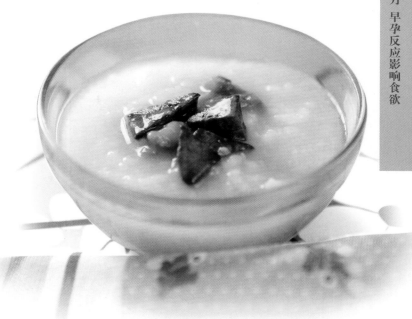

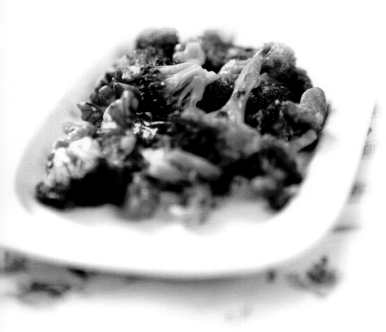

核桃仁炒西蓝花

[材料]

西蓝花200克，核桃仁50克，植物油、蒜片、盐、鸡精各适量。

[制作]

1 将西蓝花洗净后掰成小朵。

2 锅中水开后，放入少许盐和植物油，再放入西蓝花，水开后再焯几秒钟，捞出西蓝花放入凉水中过凉。

3 凉锅凉油放入核桃仁，慢慢炒熟，盛出备用。

4 锅中放油，油六成热时，放入蒜片、西蓝花、核桃仁，翻炒两分钟，加盐、鸡精调味即可。

孕7周饮食宜忌

侧重富含叶酸的食物

准妈妈要常吃富含叶酸的食物，如深绿叶蔬菜、动物肝脏、谷类、豆类、坚果类食品，以及新鲜水果等。

注意维生素的补充

保证摄取足量叶酸、维生素C和维生素A。维生素C和维生素A还可以促进钙、铁、磷等微量元素的吸收，这些都有利于胎儿神经系统的发育。

什么样的水不能喝

切忌喝没有烧开的自来水。久沸的开水不能喝。

·小贴士·

可以减缓孕吐反应的食物

生姜：将生姜切成薄片，含在嘴里效果不错。

苹果：将一个苹果磨成泥，加入一小匙姜汁，既美味又可减轻恶心反胃。

苏打饼：在两餐之间，可以吃点碱性的苏打饼，稍微中和胃酸，也可以减轻肠胃不适。

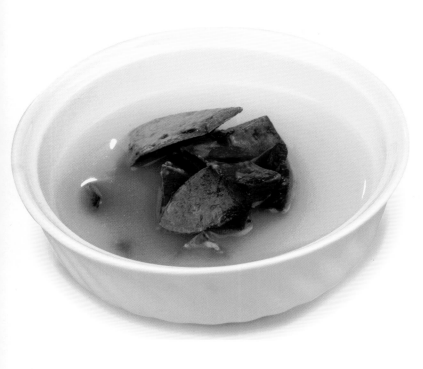

枸杞牛肝汤

[材料]

牛肝120克，枸杞子40克，味精3克，盐4克，花生油25克，牛肉汤适量。

[制作]

1 将牛肝洗净切块，枸杞子洗净。

2 把锅放在火上，放入花生油，烧至八成热，放牛肝煸炒。

3 锅洗净置火上，倒入适量牛肉汤，然后放入牛肝、枸杞子、盐，共煮炖至牛肝熟透，再以味精调味即成。

蔬菜豆皮卷

[材料]

豆皮1张，绿豆芽、豆干各50克，胡萝卜20克，甘蓝菜40克，盐、香油各适量。

[制作]

1 先将甘蓝菜洗净、切丝；胡萝卜洗净、去皮、切丝；绿豆芽洗净；豆干洗净，切丝备用。

2 将所有切成丝的原料用热水烫熟，然后加盐和香油拌匀。

3 将拌好的原料均匀地放在豆皮上，卷起，用中小火煎至表皮金黄。待放凉后切成小卷，摆入盘中即可食用。

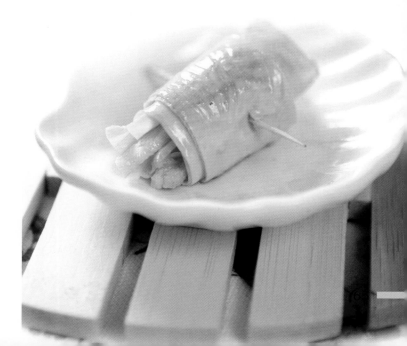

孕8周饮食宜忌

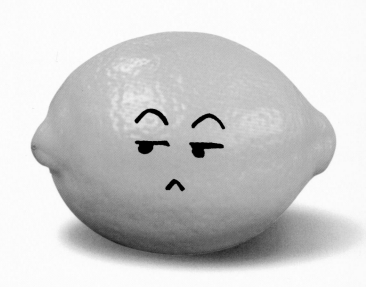

对蛋白质的摄入不必勉强

准妈妈每天的蛋白质供给量以80克为宜。怀孕8周内，对于蛋白质的摄入，不必刻意追求数量，想吃就多吃一点，不想吃就少吃一点，顺其自然就好。

利用柠檬烹煮食物

本周的妊娠反应更加强烈，呕吐剧烈的准妈妈可以尝试用水果入菜，如利用柠檬、脐橙等烹煮食物来增加食欲，也可以使用少量的醋来增加菜的味道。

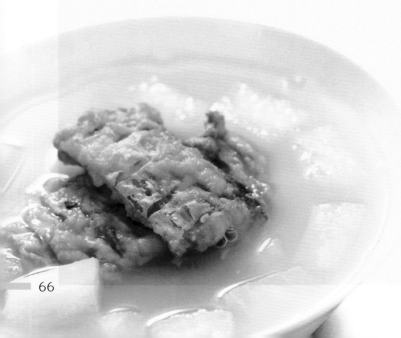

可缓解孕吐的几种食物

食物	食用方法
姜	切薄片，加白糖、盐稍渍。恶心时含食或嚼食一片
甘蔗	甘蔗汁30～50毫升，加生姜汁5滴。晨起空腹慢慢喝下
橘皮	用橘皮泡茶喝
紫苏叶	泡茶喝。也可烹调鱼、肉、虾时加入紫苏叶4～5片
芦根	煎水代茶饮
萝卜	生嚼或绞汁饮服
冬瓜	用冬瓜煨食，有热、化痰、和胃的作用

香菜萝卜

[材料]

香菜50克、白萝卜200克、植物油、盐、味精各适量。

[制作]

1　白萝卜洗净，去皮，切成片备用。

2　香菜洗净，切成小段。

3　烧热油，下入白萝卜片煸炒，炒透后加适量盐，小火烧至烂熟时，再放入香菜、味精调味。

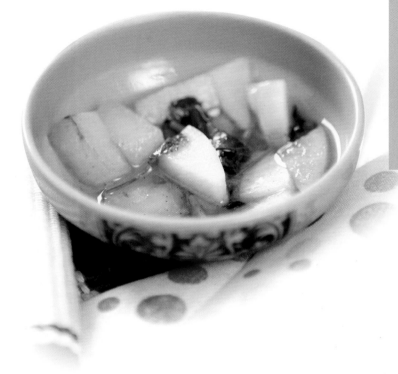

生姜炖牛肚

[材料]

熟牛肚600克，砂仁12克，陈皮、草果各6克，生姜片30克，料酒12克，盐3克，鸡精2克，芝麻油5克。

[制作]

1　锅内放入清汤，下入姜片、陈皮、草果煮10分钟左右；牛肚切成条片，下入沸水锅中焯透捞出。

2　下入肚片、砂仁、料酒、盐，炖20分钟左右，加鸡精略炖，出锅盛入汤碗，淋入芝麻油即成。

孕3月　胎儿和孕妈的变化

胎儿的变化

胎　重	4～40克
胎　长	3～1厘米

　　经过了3个月的孕育，这时的胚胎可以正式称为胎儿了。胎儿的尾巴完全消失，眼、鼻、口、耳等器官形状清晰可辨，手、足、指头也一目了然，几乎与常人完全一样。快的话11周左右就可以听到胎儿心脏的跳动声了。

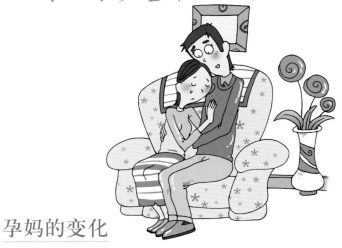

孕妈的变化

　　这个时期的妊娠反应较之前更为明显，准妈妈的子宫变得像拳头一样大小，胀大的子宫拉扯身体两侧的韧带，会引起腰酸背痛，也会压迫膀胱，造成尿频，有的还会发生便秘。准妈妈的乳房更加膨胀，在乳晕、乳头上开始有色素沉着，颜色发黑。

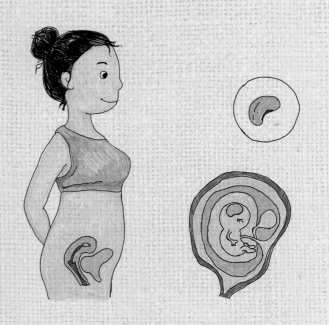

体　重	准妈妈开始食欲增加，下降的体重逐渐回升
子　宫	下腹部还未明显隆起，子宫在怀孕3个月末时，已长如握拳大小
乳　房	乳房胀痛，开始进一步长大，乳晕和乳头色素沉着更明显，颜色变黑
妊娠反应	孕3月的前两周，是妊娠反应最重的阶段，之后随着孕周的增加反而开始减轻，不久将自然消失

关键营养需求

继续补充叶酸

　　孕3月仍然是胎儿脑发育的重点阶段，所以这个月依然要坚持服用叶酸片。从下个月起，叶酸就可以靠正常饮食来摄取，不必再额外加服。

重点补充维生素

　　因为准妈妈要承担供应自己和胎儿的需要量，所以准妈妈对各种维生素的需要量较非准妈妈要多很多。在妊娠早期如果缺乏维生素A、B族维生素、维生素C、维生素D、维生素E，可引起流产和死胎，妊娠晚期可引起胎儿窘迫或胎儿死亡。所以妊娠期间，不要忽视维生素的摄入。

补充膳食纤维

　　这个月有很多准妈妈会受到便秘的困扰，这时应该注意膳食纤维的补充，多吃一些芹菜、韭菜、南瓜、苹果、梨等膳食纤维丰富的蔬菜和水果。一般情况下，每天摄入500克蔬菜、250克水果就可以满足身体对膳食纤维的需求。

富含叶酸的食物	
绿色蔬菜	番茄、胡萝卜、青菜、龙须菜等
新鲜水果	桃子、李子、杏、杨梅等
动物食品	猪肝、鸡肉、牛肉、羊肉、禽肉及蛋类等
坚果类	腰果、栗子、杏仁、松子等

补充开胃的食物

　　由于准妈妈的孕期反应在这个月仍然会出现，除孕吐、恶心外，胃部情况也不佳，同时，还会感到胸闷。所以还要在健脾开胃、增进食欲上下些功夫。

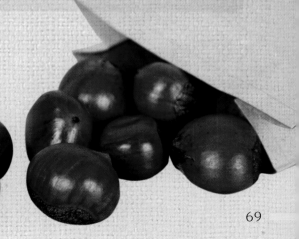

孕9周饮食宜忌

继续补充健脑食品

　　孕9周可以继续吃一些健脑的食品，核桃糕、面包都可以作为加餐。香草薯泥等小点心可以提供丰富的叶酸。

可以边看电视边吃零食

　　一般来讲，不建议边看电视边吃东西，但现在你可以不必遵守这个规则。看电视或浏览网页时，准妈妈都可以准备一杯果汁、牛奶、面包或坚果，边看边吃，这样可以转移你对食品味道的注意力，减轻早孕反应。

减少盐的摄入量

　　从现在开始，你需要减少盐量，因为盐中含有大量的钠。在孕期，如果体内的钠含量过高，血液中的钠和水会由于渗透压的改变，渗入到组织间隙中形成水肿。因此，多吃盐会加重水肿并且使血压升高，甚至引起心力衰竭等疾病。但是长期低盐也会有副作用，正常的情况下你每日的摄盐量以5～6克为宜。

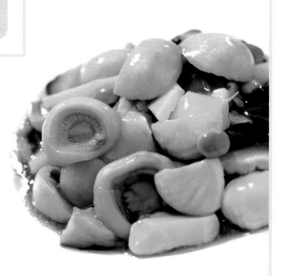

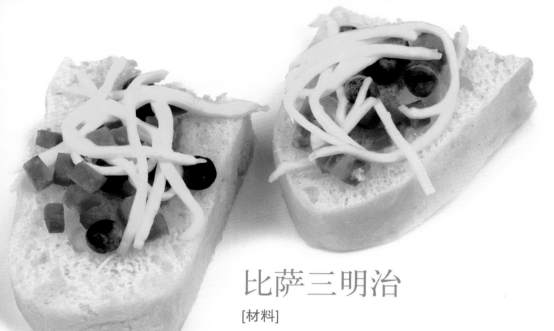

比萨三明治

[材料]

厚片吐司1片，乳酪丝3大匙，青豆仁1大匙，罐头菠萝1片，热狗1小根。

[制作]

1　菠萝片及热狗切丁。

2　吐司先放入烤箱烤1分钟。

3　烤过的吐司上面放青豆仁、菠萝丁、热狗丁，最上层铺乳酪丝，放入预温的烤箱中以190℃烤至表面金黄即可。

胡萝卜苹果汤

[材料]

苹果80克，胡萝卜50克，洋葱25克，鸡高汤2杯。盐、黑胡椒粉、橄榄油各适量。

[制作]

1　洋葱切丝，胡萝卜去皮切片，苹果去核切片。

2　锅中放入橄榄油加热，加入洋葱丝、胡萝卜片、苹果片，炒软至香味散出。

3　倒入鸡高汤煮滚，再以小火炖煮大约12分钟，以盐、黑胡椒粉调味，即可食用。

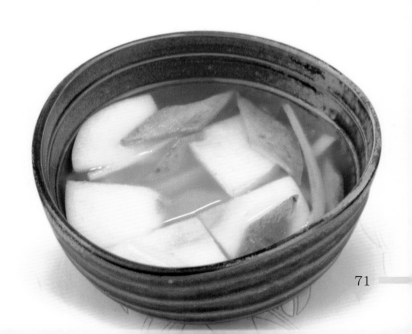

孕10周饮食宜忌

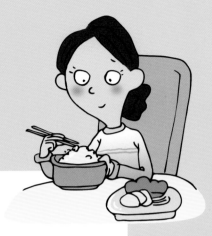

补碘能让胎儿更聪明

怀孕的3～6个月是胎儿脑细胞迅速增殖的第一阶段，因此，现在开始应在食物里增加碘的含量，胎儿脑的发育必须依赖母体内充足的甲状腺素，甲状腺素是促进大脑和骨骼发育的重要原料。因此，准妈妈每天需碘量应在0.115毫克左右，最好食用加碘盐。

孕早期避免补过量

准妈妈若是吃得太胖不仅行动不方便，更有产生妊娠糖尿病、妊娠高血压综合征的可能，提高难产概率。因此，准妈妈在食物的选择上要避免摄入高淀粉、高脂肪及加工食品。一般在整个怀孕期，体重增加12千克以内是最为理想的。记住，怀孕不代表想吃就吃，也不代表吃得越多越好。

提防缺铁性贫血

由于缺铁性贫血往往是与营养不良联系在一起的，因此，孕妇要常吃富含蛋白质、维生素和矿物质的食物。令人欣慰的是，富含蛋白质的肉类、鸡、鸭、鱼和动物肝脏等食物也都富含铁质，而含维生素C较丰富的新鲜蔬菜、水果等食物，也含有一定数量的铁质，常吃这些食物，既可保持营养的平衡，又可防止贫血。

·小贴士·

准妈妈怀孕期间怎样吃鱼才能健康又营养?

1.多吃深海鱼类，如鲑鱼、鲭鱼等；2.烹调的时候尽量用水煮，清淡饮食比较好；3.准妈妈最好不要吃鱼油；4.对鱼类过敏的准妈妈避免食用。

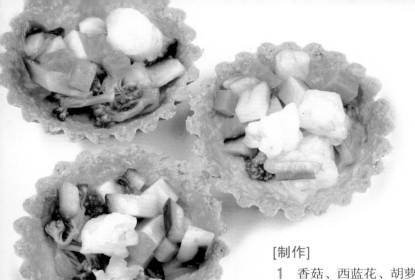

金盏虾仁

[材料]

馄饨皮数张，虾仁500克，鸡蛋1个，香菇、白果、西蓝花、胡萝卜、黄瓜、高汤各少许，盐、水淀粉、鸡精各适量。

[制作]

1 香菇、西蓝花、胡萝卜、黄瓜切丁备用。

2 把馄饨皮沾油摆在模具中，烤至金黄色，出炉。

3 虾仁加入蛋清、淀粉、盐拌匀，腌20分钟。

4 锅中倒油烧热，倒入虾仁滑炒，然后倒入香菇丁、胡萝卜丁和黄瓜丁翻炒，最后倒入西蓝花丁，淋入少许水淀粉、少许鸡精、盐调味，收汁起锅，装入烤好的金盏里。

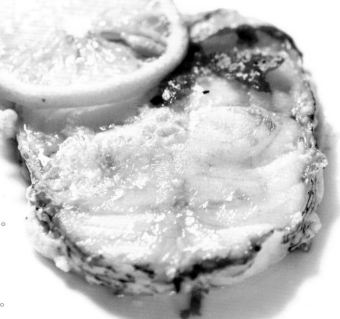

煎鳕鱼

[材料]

鳕鱼400克，柠檬汁适量，鸡蛋1个，淀粉适量。

[制作]

1 将鳕鱼洗净，切块。

2 鳕鱼内加入盐腌制片刻，挤入少许柠檬汁。

3 将备好的鳕鱼块裹上蛋清和淀粉。

4 锅内放油烧热后，放入鳕鱼煎至两面呈金黄色，装盘时点缀柠檬片即可。

孕11周饮食宜忌

持续补充叶酸

本周持续补充叶酸、锌、维生素B_6、维生素B_{12}。

补充维生素勿过量

许多准妈妈服用多种维生素，殊不知维生素虽是一种保健药品，但过量的维生素对胎儿也会产生不可忽视的副作用。实际上，只要正常均衡饮食，基本不会出现维生素缺乏症。

不要吃腌渍食品

一定要记住不要吃腌制的酸菜或醋制品。人工腌制的酸菜、醋制品虽然有一定的酸味，但维生素、蛋白质、矿物质、糖分等多种营养几乎丧失殆尽，而且腌菜中的致癌物质亚硝酸盐含量较高，过多地食用显然对母体、胎儿健康无益。

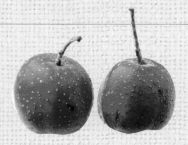

不可多吃山楂

对于酸酸的山楂，无论是鲜果还是干片，准妈妈都不能多吃。因为鲜山楂及干山楂片有刺激子宫收缩的成分，有可能引发流产和早产。喜吃酸食的孕妇，最好选择番茄、樱桃、杨梅、石榴、橘子、酸枣、葡萄、青苹果等，既增进食欲，又利于胎儿的生长。

·小贴士·

准妈妈饮食应该要定时定量。饭量变动的范围应该尽量小些，加倍的食量，是绝对不应该出现的现象。饮食不光要定量，还要定时，准妈妈应养成准时吃饭的习惯，这样，可避免因饥饿，而导致血糖下降到较低的程度。准妈妈担负着向胎儿提供营养物质的任务，所以，必须按时定量的进餐。

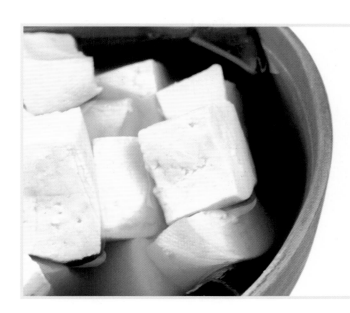

海带豆腐汤

[材料]

豆腐1块，海带4片，葱1棵，姜末2小匙，高汤3杯，酱油1大匙。

[制作]

1 海带洗净，豆腐切小块，余烫，捞出放凉。

2 将海带平铺在砂锅上，加入豆腐，再倒入高汤、葱、姜及酱油煮15分钟即可。

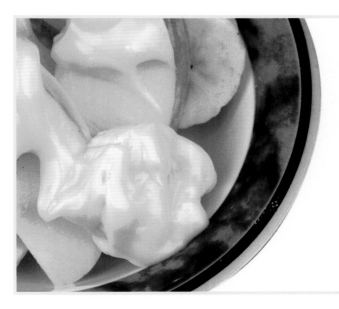

鲜奶油水果沙拉

[材料]

青苹果、红苹果各1/4个，香蕉1/2个，罐头菠萝5片。柠檬汁、糖各1小匙，鲜奶油2大匙，豆蔻粉1/4小匙。

[制作]

1 香蕉去皮切成圆形，苹果及菠萝切成半月形。

2 将鲜奶油加糖打至起微泡状后加入柠檬汁。

3 将水果在盘中组合好，加入少许打过的鲜奶油并撒上豆蔻粉即可。

孕12周饮食宜忌

补镁有助于胎儿骨骼发育

镁不仅对胎儿肌肉的健康至关重要，而且也有助于骨骼的正常发育。近期研究表明，怀孕头3个月摄取的镁的数量关系到新生儿身高、体重和头围大小。在色拉油、绿叶蔬菜、坚果、大豆、南瓜、甜瓜、香蕉、草莓、葵花子和全麦食品中都很容易找到镁。

另外，镁对准妈妈的子宫肌肉恢复也很有好处。镁的摄入还可预防妊娠抽搐、早产等并发症。

不要乱进补

有些人认为"吃补药总不会错"，于是擅自滥补人参、桂圆等大补元气之品，其结果有可能事与愿违，对母婴不利。一切温热、大补之品，准妈妈均不宜服。孕期进补应遵循医生的嘱咐进行。

维生素E能保胎

维生素E具有保胎的作用，它广泛存在于松子、核桃、花生、豆制品之中，不妨多加食用。

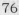

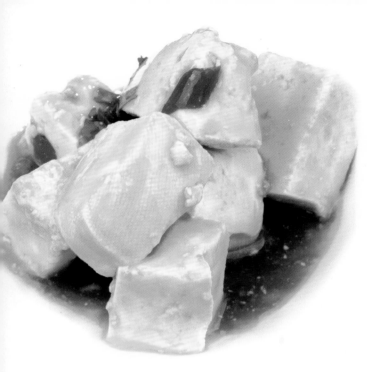

牡蛎豆腐

[材料]

牡蛎250克，豆腐1盒，红辣椒、葱各1个，香菜3棵，蒜头2粒，豆豉1大匙，酱油2大匙，糖、香油各1小匙。

[制作]

1 牡蛎洗净，氽汤备用；红辣椒切片；葱切末；豆腐切小块；蒜头拍扁；香菜切段。

2 锅中倒入2大匙油烧热，先爆香蒜头，加入烫好的牡蛎拌炒，再加入豆腐、红辣椒、豆豉、酱油和糖稍煮，最后撒上葱末及香菜，并淋上香油即可。

素什锦

[材料]

花生米、香菇、金针菇、腐竹、莴笋、胡萝卜、马蹄、栗子、冬笋、银杏各30克，植物油、盐、生抽、白糖、鸡精、香油各适量。

[制作]

1 香菇、腐竹、马蹄、莴笋、胡萝卜、冬笋、栗子和银杏分别切小块；金针菇切段；花生米用开水浸泡后去红衣。

2 锅中加油烧热，放入花生米炸香。放入香菇块、金针菇、腐竹块、胡萝卜块、栗子块、冬笋块、银杏一起煸炒。

3 加入盐、生抽、白糖、鸡精，再加入少许清水，盖上锅盖煮7～8分钟。放入莴笋块、马蹄块，稍微煸炒，炒匀后淋上香油即可盛盘食用。

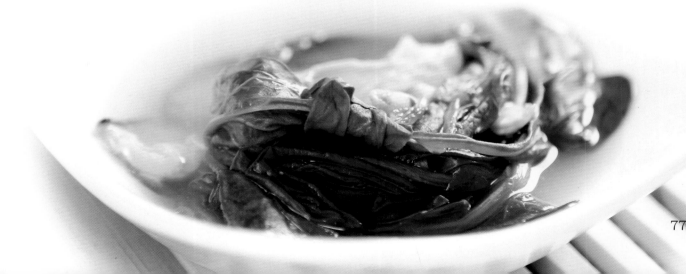

孕4月 胎儿和孕妈的变化

胎儿的变化

胎 重	40～160克
胎 长	10～18厘米

胎儿已经完全具备人形，头部渐渐伸直，皮肤开始长出胎毛，内脏发育大致完成。此刻，胎儿已能开始做不少动作，如吸吮手指、皱眉头、做鬼脸等。从本月开始，准妈妈腹部可以感觉到有明显的胎动。

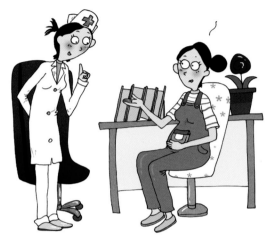

孕妈的变化

准妈妈的食欲开始增加，孕吐也基本结束。由于子宫已如婴儿头部般大小，因此，孕妈妈的下腹部已渐渐隆起。阴道和宫颈的分泌物开始增多。到这个阶段结束时，胎盘已形成，流产的可能性减小。

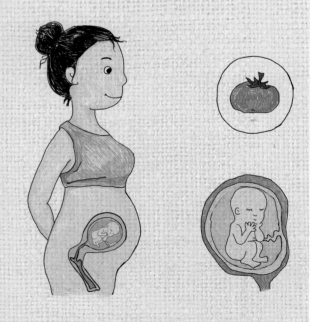

体 重	之前下降的体重逐渐回升
子 宫	由于子宫已如婴儿头部般大小，因此，准妈妈的下腹部已渐渐隆起
乳 房	准妈妈已能感到乳房的增大，并且乳周发黑，乳晕更为清晰。有的甚至乳头已经可以挤出一些乳汁了
妊娠反应	早孕反应自然消失，准妈妈身体和心情舒爽多了

关键营养需求

摄入足够的钙

这个月,胎儿开始长牙根,需要大量的钙元素。若钙的摄入量不足,准妈妈体内的钙就会向胎体转移,从而造成准妈妈小腿抽筋、腰酸背痛、牙齿松动等症状,胎儿也往往牙齿发育不健全。

奶和奶制品是钙的优质来源,而虾、虾皮、海带、大豆等也能提供丰富的钙质。对准妈妈来说,每天对钙的摄取量应该为1000~1200毫克。

适量补充维生素A

维生素A可以帮助细胞分化,对眼睛、皮肤、牙齿、黏膜的发育是不可缺少的,但是摄取过量也会导致唇腭裂、先天性心脏病等缺陷。准妈妈应购买孕妇专用的综合维生素A。

富含维生素A的食物有胡萝卜、鱼肝油、猪肝等。

主打营养锌不可缺

这个月准妈妈需要增加锌的摄入量。准妈妈如果缺锌,会影响胎儿在宫内的生长,会使胎儿的脑、心脏等重要器官发育不良。缺锌会造成准妈妈味觉、嗅觉异常,食欲减退,消化和吸收功能不良,免疫力降低,这样势必造成胎儿宫内发育迟缓。

富含锌的食物有牡蛎、肝脏、口蘑、芝麻、赤贝等,牡蛎中含量尤其丰富。补锌也要适量,每天膳食中锌的补充量不宜超过45毫克。

补充DHA

DHA享有"脑黄金"之称,可见其重要作用。若母体中缺乏DHA,就会影响胎儿的大脑及视网膜的发育。从妊娠4个月起,建议准妈妈适当补充DHA。

应每周至少吃1~2次鱼,或者选择海藻油DHA制品。而核桃仁、葵花子仁等坚果,在体内也可合成DHA。

孕13周饮食宜忌

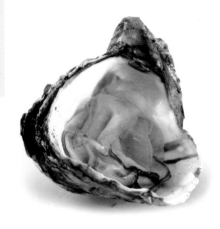

多吃鱼类、贝类、海藻

孕13周，胎儿的甲状腺开始制造自己的激素，而甲状腺需要碘才能发挥正常的作用。缺碘会影响孩子的中枢神经系统，尤其是大脑的发育。鱼类、贝类和海藻等海鲜是碘最丰富的食物来源，每周至少要吃两次。

不宜吃得过饱

准妈妈到了这周变得胃口大开，胎儿的营养需求也加大了。准妈妈可以放心地吃各种喜欢吃的东西了。但是，再好吃、再有营养的食物都不要一次吃得过多、过饱，或者一连几天大量食用同一种食物。

适量补锌

孕13周准妈妈需要增加锌的摄入量，富含锌的食物有牡蛎、肝脏、口蘑、芝麻、赤贝等，牡蛎中锌的含量尤其丰富。

多吃蔬菜，多饮水

因为子宫增大压迫肠道，容易造成便秘，所以准妈妈宜多吃蔬菜，多饮水。准妈妈每天要进食500～700克蔬菜，补充孕中期所需要的维生素，中、晚餐后吃一份水果。

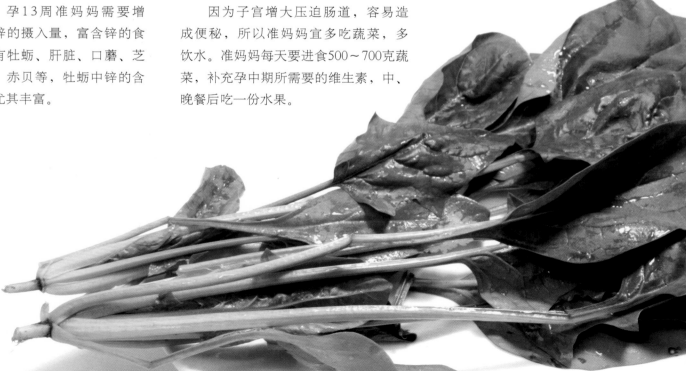

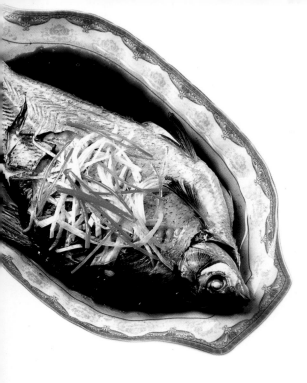

清蒸武昌鱼

[材料]

武昌鱼500克，胡萝卜50克，葱、姜、盐、料酒、酱油、鸡精、油各适量。

[制作]

1 武昌鱼去鳞、去内脏后洗净；姜、葱洗净，姜切片，葱切成丝；胡萝卜洗净切丝。

2 在鱼腹内放入姜片，撒上料酒。取一小碗放入酱油、盐、水、鸡精搅拌均匀成调料汁，将鱼和调料汁一起放入蒸锅内蒸。

3 取出蒸好的鱼，撒上调料汁即可。

黄瓜炒猪肝

[材料]

猪肝300克，黄瓜2根，葱末、姜末、蒜末、木耳、植物油、酱油、料酒、水淀粉、盐、白糖、鸡精、高汤各适量。

[制作]

1 将猪肝洗净，切成薄片，用水淀粉、盐腌制，以八成热的油滑散后捞出待用。

2 将黄瓜洗净，切成菱形薄片；木耳洗净并撕成小碎块。

3 将油放入锅内，油烧至七成热时，放入葱末、姜末、蒜末、黄瓜片、木耳翻炒几下，放入猪肝，淋入料酒，再加酱油、盐、白糖、鸡精、高汤。

4 用水淀粉勾芡，出锅即成。

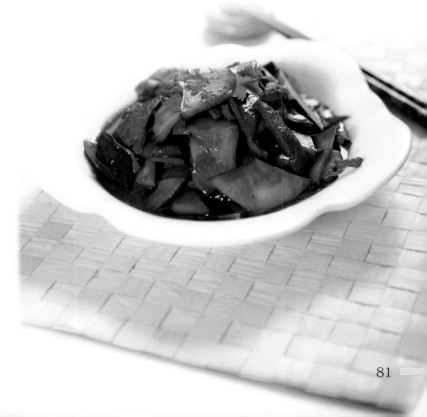

孕14周饮食宜忌

开始补钙

从怀孕14周起为帮助胎儿骨骼发育，准妈妈必须摄取充足的钙质，多吃含钙食物，并多晒太阳。

少量补叶酸及维生素A

建议少量补充叶酸及维生素A。维生素A可以帮助细胞分化，对胎儿眼睛、皮肤、牙齿、黏膜的发育是不可缺少的，但是摄取过量也会导致唇腭裂、先天性心脏病等缺陷。建议多食用深绿色蔬菜、水果等食物。

最好不要挑食

许多母亲都曾为孩子不爱吃青菜、正餐，喜欢吃饼干、糖果、汉堡、可乐烦恼过，当然习惯的养成很重要，但若准妈妈在怀孕时也尽量多吃原始食物，如五谷、青菜、新鲜水果等，烹调的方式以保留食物原味为主，少用调味料，少吃垃圾食品，让宝宝还在肚子里时就习惯此类的饮食，加上日后的用心培养，相信母亲一定能事半功倍。

序号	食物名称	钙含量 （毫克／100克）
1	芝麻酱	1170
2	蕨菜	851
3	淡水虾	325
4	黄花菜	301
5	黑木耳	295

·小贴士·

日常生活中，准妈妈要保证8～9个小时的睡眠时间，并且尽量要有30分钟或更多的午睡时间。睡眠姿势以左侧卧位为佳，用枕头把脚垫高，有助于血液循环。注意盖好腹部，以防受凉。

小饭团

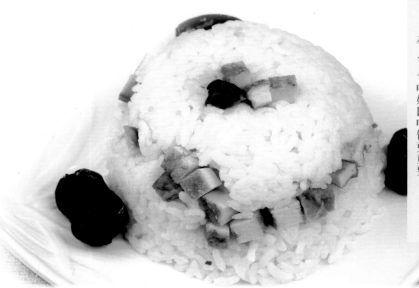

[材料]

米饭4/5碗，肉松、萝卜干末各1大匙，卤豆干1块。

[制作]

1　卤豆干切成细末。

2　取1/4量的米饭置于塑胶袋上，再用饭匙压平。取1/2量的肉松、萝卜干与卤豆干放在米饭上，最后再取1/4量米饭盖在其上，将塑胶袋捏紧即成为圆形的小饭团。

3　依此法做成2个小饭团。

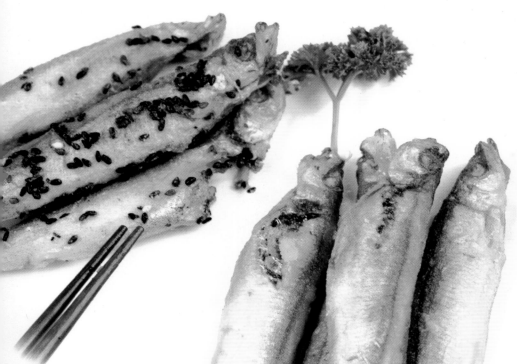

香酥柳叶鱼

[材料]

柳叶鱼（或一般淡水小鱼）350克，面粉、盐、黑芝麻、芝士粉各适量。

[制作]

1　柳叶鱼分两半，一半沾黑芝麻后再抹面粉；一半抹上盐及面粉。

2　锅中加油烧热，将鱼置入锅中炸，约9分钟。让鱼彻底炸酥，捞起后放在纸上吸油。

3　将未沾黑芝麻的那半小鱼撒上芝士粉，排开呈两种风味。

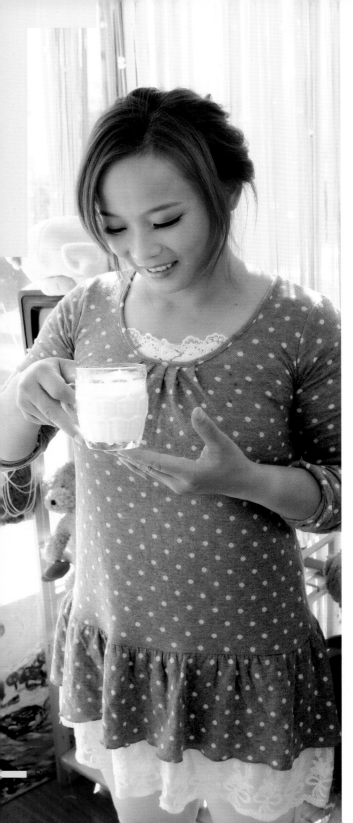

孕15周饮食宜忌

现在补钙很重要

妊娠期胎儿骨骼的生长发育需要大量的钙。妊娠末期，胎儿体内约含钙25克，因而准妈妈需补充足够的钙，才能保证母体本身代谢及胎儿骨骼的正常发育，妊娠中期每天需要补充1000毫克钙，妊娠晚期要供给1500毫克钙。缺钙对胎儿的生长发育，尤其是骨骼的发育也会产生障碍，使出生后的幼儿患有先天性佝偻病。

可以喝孕妇奶粉来满足营养需求

孕15周准妈妈及胎儿对营养的需求大大增加，准妈妈可通过喝孕妇奶粉来满足自身和胎儿的营养所需。孕妇奶粉营养成分全面、质量较好，所以怀孕期间的准妈妈坚持食用有很多好处。

不能把水果当饭吃

水果不仅口感好，且营养丰富，许多准妈妈就将水果当饭吃，还有的准妈妈为了生个健康、漂亮、皮肤白净的宝宝，拼命吃水果。其实，这种做法是片面的、不科学的。水果吃多了，自然其他食物就吃得少了，这就减少了准妈妈摄取的食物种类，违背了准妈妈的饮食原则。此外，水果中的糖分很高，孕期饮食糖分过高，还可能引发孕期糖尿病。所以，准妈妈不能把水果当饭吃，而是应该有选择的吃各种各样的食物。

柑橘鲜奶

[材料]

鲜奶150毫升，柑橘1只。

[制作]

1　将柑橘皮和果肉一起切成碎末。

2　将柑橘碎末放入鲜奶中，加适量白糖，拌匀。

3　将柑橘鲜奶倒入冰格中。放入冰箱冷冻，食用时取出即可。

香菇熏干

[材料]

香菇150克，熏干2块，虾皮15克，香油或橄榄油适量。

[制作]

1　香菇浸在水里泡开，煮熟，切丁。

2　将熏干切条，沸水焯过备用。

3　将熏干、虾皮、芹菜放入盘中，加入盐、香油或橄榄油拌匀即可。

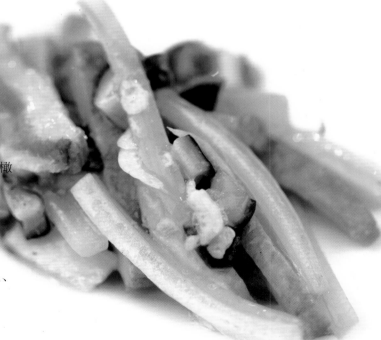

孕16周饮食宜忌

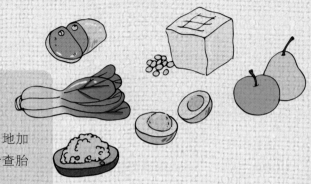

营养补充因人而异

进入孕中期，对于营养状况好、体质佳的准妈妈，适当地加强营养即可；对于营养过剩、明显肥胖的准妈妈，要定期检查胎儿发育状况，若发现胎儿偏大，应减少高热量食品的摄入。

补钙帮助胎儿长牙根

现在是胎儿长牙根的时期，准妈妈要多吃含钙的食物，让胎儿长上坚固的牙根。

增加膳食纤维及维生素C摄入

饮用脱脂奶，常吃富含膳食纤维和维生素C的食物，以增加细胞膜的通透性和皮肤的新陈代谢功能，从而促进皮肤的修复，减少妊娠纹的发生。

增加主食的摄入量

此时准妈妈应该增加各种营养素的摄入量，尽量满足胎儿迅速生长及母体营养素存储的需要。

一般来说，孕中期每日主粮摄入应在400~500克之间，这对保证热量供给有着重要意义。

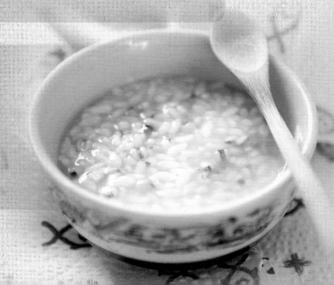

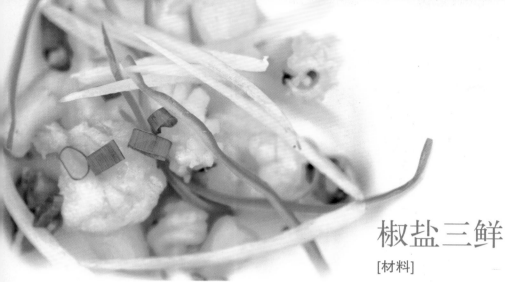

椒盐三鲜

[材料]

鲜鱿鱼120克，鲜虾仁、带子各50克，洋葱、青红椒、鸡蛋各1个，酒、盐、胡椒粉适量。

[制作]

1 洋葱、青红椒洗净后切成丝状；将鲜鱿鱼剖洗干净，切十字花；鲜虾去壳；带子洗净，抹干水分，加入鸡蛋液、料酒、盐、胡椒粉拌匀腌好。

2 将生粉倒入盛有鲜鱿鱼、鲜虾仁、带子的碗中，顺同一方向搅拌成糊状，再慢慢倒入油锅中，用猛火炸硬，捞出滤油。

3 锅中留底油，放入洋葱、青红椒爆香，再加入鲜鱿鱼、鲜虾仁、带子及调料，炒匀上碟便成。

核桃炖兔

[材料]

兔肉300克，瘦肉40克，核桃60克，去核红枣8克，姜6克，盐、鸡精各适量。

[制作]

1 将兔肉斩件，瘦肉切成大粒，放入滚水煮3分钟，捞起待用。

2 把所有材料放入炖锅内，加入适量滚水，用中火隔水炖3小时，加入调料拌匀便成。

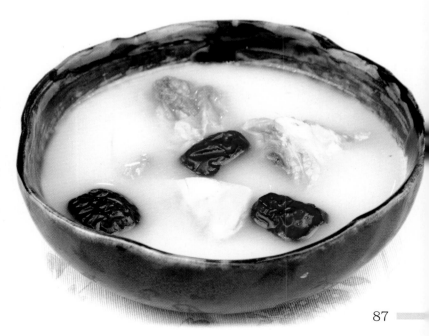

孕5月 胎儿和孕妈的变化

胎儿的变化

胎 重	160～300克
胎 长	18～25厘米

这个月，胎儿的循环系统、尿路开始工作。同时，胎儿的听力和视网膜也形成了。心脏的跳动有所增强，骨骼、肌肉进一步发育，手足的运动更加活泼。

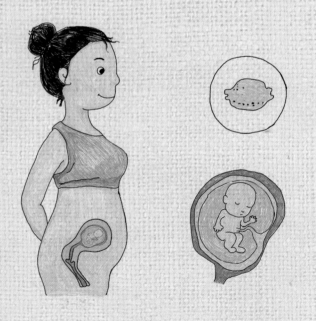

孕妈的变化

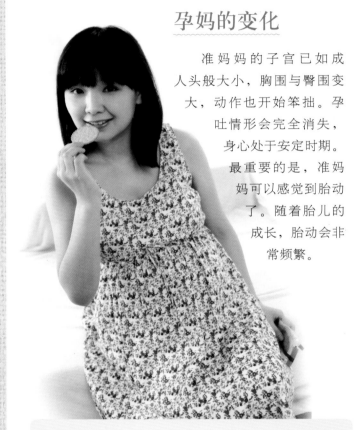

准妈妈的子宫已如成人头般大小，胸围与臀围变大，动作也开始笨拙。孕吐情形会完全消失，身心处于安定时期。最重要的是，准妈妈可以感觉到胎动了。随着胎儿的成长，胎动会非常频繁。

体重	孕吐情形会完全消失，身心处于安定时期。准妈妈最少增加了2千克体重，有些也许会达到5千克
子宫	此时可测得子宫底高度在耻骨联合上缘的15～18厘米处
乳房	乳房比以前膨胀得更为显著

关键营养需求

要注意补钙

孕5月时，胎儿的骨骼和牙齿生长处于高峰期，是迅速钙化时期，胎儿所需要的钙必须从母体骨质中获取，从而造成准妈妈缺钙，引起准妈妈骨质疏松，发生骨质软化症。因此，从本月起，补钙成了准妈妈的第一要事。

为了保证钙及维生素的摄入量，准妈妈每天应饮用500毫升以上的牛奶或奶制品。为了补钙，还应该经常吃点虾皮。单纯地依靠从食物中获取钙质，已很难补充足，应再加吃一些钙剂，配合食物，效果会更好。

要加强补铁

怀孕到第5个月时，胎儿会以相当快的速度成长，血容量扩充，铁的需要量会成倍增加，所以准妈妈对铁的需求量也跟着增加。如果不注意铁质的摄入，非常容易患上缺铁性贫血。

保证充足的蛋白质

准妈妈每天蛋白质的摄入量应达到80～90克，以确保子宫和乳房的进步一步发展，同时促进胎儿大脑的发育。蛋白质的获得主要通过增加肉、鱼、虾、蛋、豆制品的摄入来实现。

维生素A

维生素A有促进生长的作用，孕5月的需求量会比平时多20%～40%，每天摄入量约为1000毫克。天然维生素A只存在于动物体内。而类胡萝卜素存在于红色、橙色及深绿色植物性食物中，它们在体内可以转化成维生素A。富含类胡萝卜素的食物有胡萝卜、红薯、芒果、苋菜等。

满足热能需要

孕5月需要的热量比孕前多10%～15%，即每天需要增加200～300千卡热量。为了满足热能的需要，应注意调节主食的品种，如大米、小米、红薯等。这样才能满足准妈妈与胎儿的健康需要。

脂肪的补充

脂肪是构成胎儿大脑的重要成分，准妈妈应多吃些富有脂类的食物，如鱼头、芝麻、核桃、栗子、香菇、紫菜、虾等。鱼肉中含有两种不饱和脂肪酸，对胎儿的大脑发育非常有益，而其在鱼油中的含量要高于鱼肉，鱼油相对集中于鱼头，因此，准妈妈可适量多吃鱼头。

89

孕17周饮食宜忌

维生素D帮助钙吸收

本周准妈妈需要充足的维生素D和钙来帮助胎儿的骨骼生长。鱼类是维生素D的主要来源。如果不能吃鱼，鸡蛋里也含有维生素D，晒太阳也能制造维生素D，每天晒半个小时太阳就足够了。

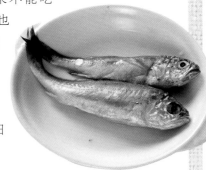

蜂蜜能润燥通便

蜂蜜对于准妈妈来说是一种极好的保健品，准妈妈经常食用蜂蜜，不仅能够补充各种营养素，还可以润燥通便，使准妈妈心情舒畅，增强机体的消化和吸收功能。

多吃抗辐射食物

城市中生活的准妈妈难免要被迫接受各种辐射，那么哪些食物可以帮助准妈妈抵抗辐射呢？

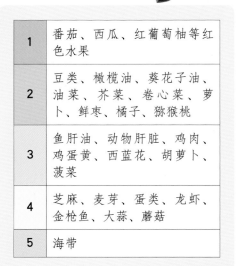

1	番茄、西瓜、红葡萄柚等红色水果
2	豆类、橄榄油、葵花子油、油菜、芥菜、卷心菜、萝卜、鲜枣、橘子、猕猴桃
3	鱼肝油、动物肝脏、鸡肉、鸡蛋黄、西蓝花、胡萝卜、菠菜
4	芝麻、麦芽、蛋类、龙虾、金枪鱼、大蒜、蘑菇
5	海带

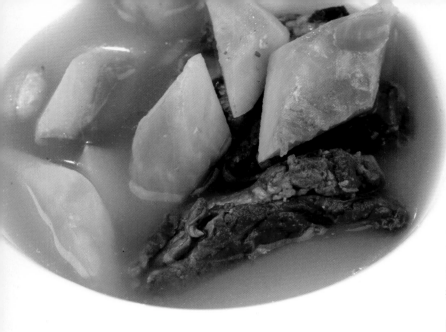

木瓜花生汤

[材料]

排骨180克，花生120克，生木瓜1个。

[制作]

1 木瓜去皮、核，切块；排骨洗净，切块；花生用热水浸泡，洗净后再去皮。

2 烧热油锅，下入排骨爆香盛出。

3 锅内烧开适量清水，把全部用料放入锅内，煲至各料烂熟，调味。

海参瘦肉汤

[材料]

猪瘦肉100克，肉蓉35克，海参50克，枸杞子30克。

[制作]

1 猪瘦肉洗净，切块。锅内烧开适量清水，放入猪瘦肉块煮约30分钟，捞起。

2 肉蓉洗净，浸软；海参浸发，洗净，切丝；枸杞子洗净。

3 把全部用料放入锅内炖，加冷开水适量，加盖，小火隔水炖约4小时，调味即可食用。

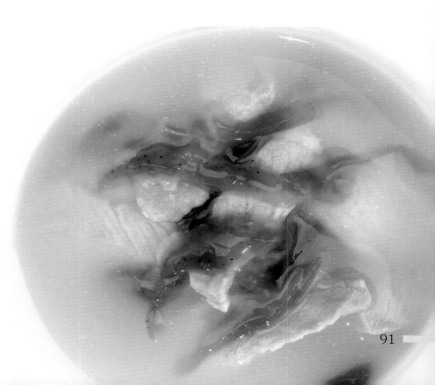

孕18周饮食宜忌

营养要全面

　　孕18周科学地安排饮食非常重要，吃得多并不意味着摄取营养全面，有可能胎儿和准妈妈需要的某些营养素依然缺乏。常见一些准妈妈孕期体重猛增，而生出的胎儿却十分瘦小，这是因为营养不均衡造成的。

避免过量食用海带

　　海带含有丰富的蛋白质、糖类、矿物质和纤维素，尤其是碘的含量很高。准妈妈适当吃些海带，有利于胎儿的大脑发育。但是，若准妈妈食用海带过多，危害匪浅。

　　首先，海带中含有较多的碘，吸收进入血液后，可经胎盘进入胎儿的体内。若摄入的碘过多，就可引起胎儿的甲状腺发育障碍，其出生后可能会出现甲状腺低能症。其次，海带具有"催生"的作用，准妈妈若过多食用，容易导致胎动不安，甚至流产。

不可以用饮料代替白开水

　　研究表明，白开水是补充人体水分的最好物质，非常有利于人体吸收，而各种饮料含有较多的糖及其他添加剂。准妈妈若经常喝饮料，不仅会影响消化和食欲，还会影响肾功能。给腹中的胎儿带来不良影响。因此，准妈妈应多喝白开水。

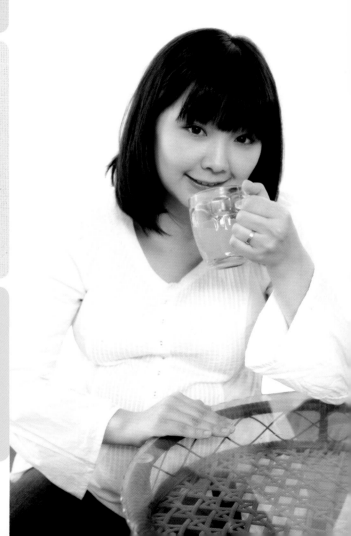

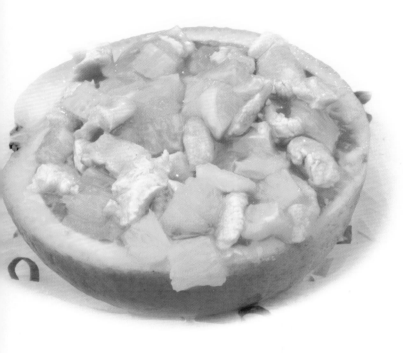

蜜橘鸡粒

[材料]

橘子4个，鸡脯肉120克，味精、蛋清、盐、淀粉、料酒及西芹叶子、白萝卜丝各适量。

[制作]

1 把鸡脯肉洗净，切小粒，浸腌入味；橘子洗净，用刀切成两半，放在盘里。剩下橘子取橘肉，切成小粒。

2 把盐、料酒、水淀粉放入碗里，兑成稀芡汁。

3 锅放在火上，倒入色拉油，烧至三四成热下入鸡粒滑散，捞出沥油。

4 向锅里下入鸡粒、橘肉粒、稀芡汁，推匀出锅，分别浇在盘中已切成两半的橘子剖面上，用白萝卜丝、西芹叶子稍点缀即成。

蒜烤什锦蔬菜

[材料]

红椒1个，香菇6朵，黄色及绿色、节瓜各半条，番茄酱、蒜末、九层塔、盐、胡椒粉、蜂蜜、橄榄油各少许。

[制作]

1 红椒切成块，节瓜切片状。将所有调味料放入搅拌盆中搅拌均匀成酱汁。

2 将所有蔬菜拌以调好的酱汁，放入冰箱中冷藏浸泡15～20分钟。

3 将蔬菜放置于烤架上烤，待受热面烙上烤痕后，再行翻面并继续烧烤至熟。

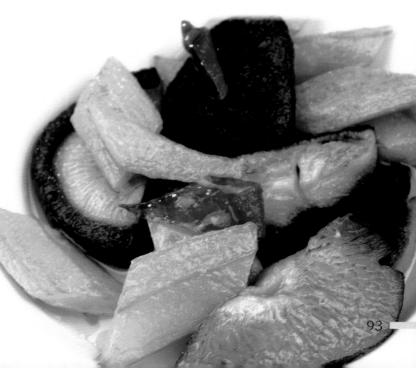

93

孕19周饮食宜忌

牛奶是必不可少的营养补充剂

牛奶不但含有蛋白质，还能为身体提供钙。喝牛奶应该在进食了一定量的谷制食物之后，比如在早晚吃过饭之后，可以各喝一杯牛奶。谷类食物含有丰富的碳水化合物，可以为准妈妈的身体提供活动、工作等所必需的能量，在保证身体能量充足的情况下，蛋白质对胎儿的重要功效才能够充分发挥出来，保证其顺利发育、成长。如果准妈妈不喜欢吃主食，仅仅喝牛奶或是吃其他高蛋白的食物，蛋白质不能够很好地被吸收利用，而是被新陈代谢掉，而且这一过程中产生的废物加重了准妈妈身体里肾脏的负担，反而对胎儿有害。

豆类制品要多吃

各种豆类及豆制品不但价格便宜，而且制作方式多样，味道鲜美又有营养，是准妈妈的餐桌上每天必备的食物。豆类当中含有丰富的优质蛋白质，被人们称为天然的"脑黄金"，经常吃豆制品有益于胎儿血管、神经的健康发育。

可以适当吃些小零食

如瓜子仁、花生、栗子、核桃、杏仁之类的干果。这些干果的脂肪和蛋白质的含量较高，可以为人体提供必需的脂肪酸和脂溶性维生素，是孕期必不可少的食物。

不要总是吃精米精面

精米精面在其制作过程中，许多微量元素已经流失，而人体所必需的微量元素对准妈妈和胎儿来说是极为重要的。因此，准妈妈需要吃的食物应该是"完整食品"，即没有经过细加工，其中含有的微量元素没有大量流失的食物。

尽量多吃鱼肉和鸡肉

肉类食物当中，准妈妈应该尽量选择鱼肉和鸡肉，保证每周能够吃2~3次鱼或鸡。因为鱼肉和鸡肉所富含的动物蛋白质不仅容易被身体吸收，而且能够产生不饱和脂肪酸，为胎儿大脑的发育提供充足的养料。

板栗焖鸡块

[材料]

鸡肉250克，板栗100克，生姜、葱白、酱油、盐、鸡精、绍酒、白糖、植物油各适量。

[制作]

1　鸡肉剁成小块，加酱油、绍酒腌制10分钟；板栗去壳和膜。

2　锅上火烧热放油，投入生姜、葱白煸香，倒入鸡块炒至水分将干。

3　加入酱油、盐、白糖、绍酒和水，没过鸡块，旺火烧沸，撇去浮沫，改小火焖10分钟，放入板栗继续焖至肉烂栗酥，旺火收汁，加入鸡精即可装盘。

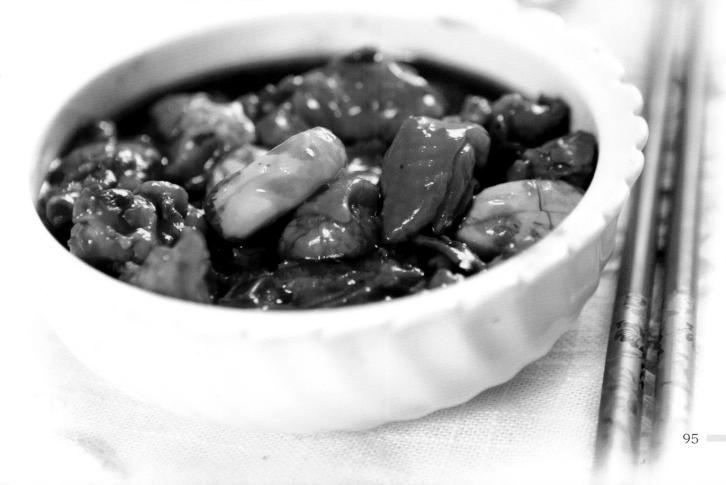

孕20周饮食宜忌

保证优质蛋白质的供给

孕早期母体子宫已开始增大，胚胎、胎盘开始发育，羊水也已产生。所以孕早期必须供给足够的优质蛋白质。

确保无机盐和维生素的供给

无机盐、维生素具有建造身体、调节生理功能的作用，缺乏易影响胚胎的分化，细胞的分裂和神经系统的发育。

水果和蔬菜都是常备食品

蔬菜和水果都能为准妈妈的身体和胎儿发育提供所需要的各种维生素和矿物质。准妈妈怀孕期间身体对维生素的需求量大增，所以每天应该进食大量的蔬菜和水果，其中的1/2～2/3应该为黄绿色大叶蔬菜，尤其要注意的是，水果并不能代替蔬菜，蔬菜当中所含膳食的纤维能够帮助胃肠蠕动，缓解准妈妈便秘的状况。

确保蔬果中的营养不流失

水果、蔬菜在食用前要用专用清洗剂洗干净，以免农药残留。蔬菜加工时要先洗后切，以免营养成分丢失。切过的菜存放不宜时间过长，以免产生有害物质——亚硝酸盐。不要用铜锅炒菜，炒菜时应急火快炒，菜汤不要丢掉，以减少营养的丢失。

要适当增加营养

在本周胎儿的视网膜已经形成，胎儿能否拥有一双明亮眼睛就全靠现在创造了。锌、维生素A、维生素B_6、维生素C、维生素E对眼睛的发育作用很大。总的膳食原则是：能够保证每日的营养供给量，做到食物多样化，不偏食，不挑食。

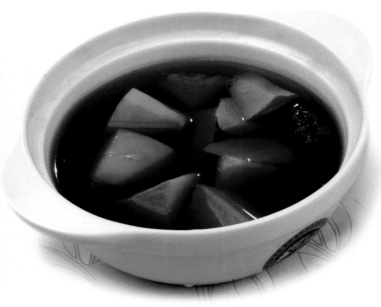

双红南瓜汤

[材料]

南瓜600克，红枣15个，红糖2汤匙。

[制作]

1　红枣去核，洗净；南瓜洗净去皮，切块。

2　红枣、南瓜一起放入盛水锅中，煮至南瓜烂熟。

3　加入红糖，再次煮沸直至红糖溶化即可。

番茄煎蛋

[材料]

番茄300克，鸡蛋150克，鸡精1克，盐2克，植物油20克。

[制作]

1　将鸡蛋打入碗内，加少许盐，调成蛋液；番茄用开水烫后，去皮切片。

2　炒锅放油烧至六成热时，倒入蛋液，煎熟，加番茄片翻炒片刻，加盐及鸡精调味即可。

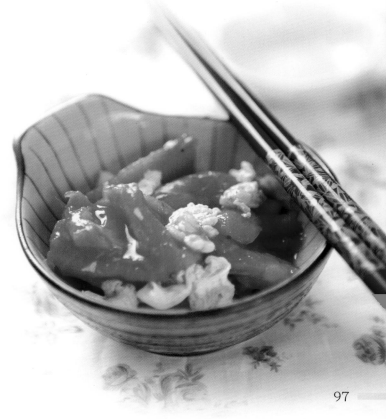

孕6月 胎儿和孕妈的变化

胎儿的变化

胎　重	300～800克
胎　长	25～28厘米

　　胎儿的体重不断增加，骨骼更结实，身上覆盖了一层白色的、滑腻的物质——胎脂，用以保护皮肤免受羊水的损害。由于皮下脂肪尚未产生，此时的胎儿就像一个小老头。

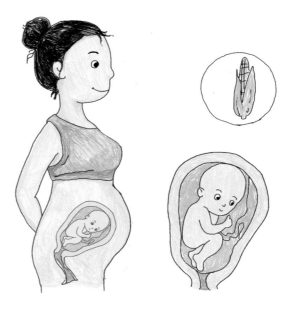

孕妈的变化

　　准妈妈的子宫变得更大，肚子越来越凸出，体重日益增加，行动也更加吃力。同时，乳房开始分泌稀薄的淡黄色乳汁，这就是初乳。不少准妈妈会陆续在脸上出现蝴蝶斑、肚皮上出现妊娠纹。

体　重	体重越来越重，大约以每周增加250克的速度在迅速增长
子　宫	子宫进一步增大，子宫底已高达脐部
乳　房	乳房越发变大，乳腺功能发达

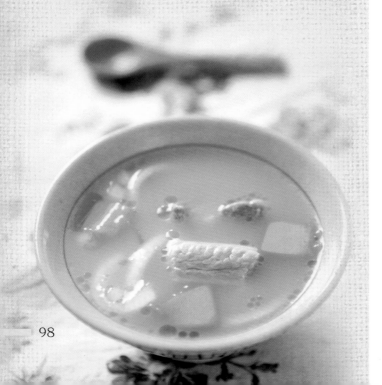

关键营养需求

增加优质蛋白质

在孕中期，准妈妈每日要增加优质蛋白质9克。而在膳食安排中，动物性蛋白质（即各种肉类）应占全部蛋白质的一半，另一半为包括大豆蛋白质和米、面中的蛋白质在内的植物性蛋白质。

要补充维生素

孕6月时，准妈妈体内能量及蛋白质代谢加快，要重点增加维生素的摄入量，对B族维生素的需要量增加。但此类维生素根本无法存储在体内，所以只有供给充足才能满足身体的需要。

供应足够的碳水化合物

碳水化合物是获取能量的最主要的来源。若缺乏碳水化合物，会导致乏力、头晕、心悸等，甚至还会导致低血糖昏迷。而这些，都会影响到胎儿的正常代谢。碳水化合物来源于蔗糖、谷物、坚果、水果、蔬菜等。

继续补充铁

对于贫血，准妈妈不可掉以轻心。在这个月，准妈妈的循环血量增加，容易出现生理性贫血。因此，继续补充含铁丰富的食物对准妈妈来说很重要。含铁丰富的食物有动物肝脏、蛋类、瘦肉、黑木耳、黑芝麻等。

多吃无机盐和微量元素丰富的食物

准妈妈应多选用富含钙、铁、锌的食物，有些地区还要注意碘的供给。孕中期应每日饮奶，经常食用动物肝脏、水产品和海产品。植物性食品首选豆制品和绿叶蔬菜。

多喝水

每天至少喝6杯开水。有水肿的准妈妈晚上少喝水，白天要喝够量。多喝水也是保证排尿畅通、预防尿路感染的有效方法。

孕21周饮食宜忌

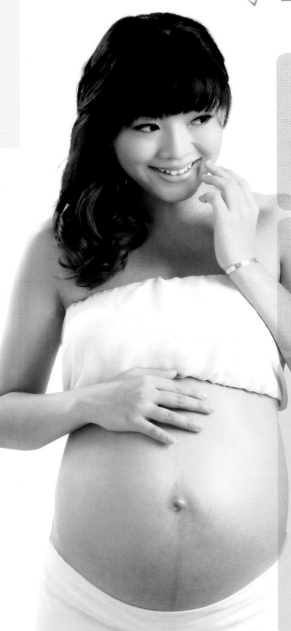

吃不同颜色的果蔬

　　水果和蔬菜可确保肠道系统正常运转，有助于防止痔疮。专家建议准妈妈每天吃5份水果及蔬菜。为确保你能获得最佳营养物质，一个实用的方法是吃不同颜色的水果和蔬菜。

摄取营养又不变胖的饮食

　　孕期的饮食管理最关键的要点是"重质不重量"。要有意识地注意营养的均衡摄取，像蛋糕等含糖和脂肪过多的食物最好避开，水果和果汁等可以适量选用。

控制血糖升高

　　如果担心孕期血糖升高，日常饮食最好采取以下方法。

　　1.增加膳食纤维摄入，建议每日膳食纤维摄入量以30克左右为宜。

　　2.适量补充微量营养素，如维生素C、维生素E、维生素B_1、维生素B_2等。

　　3.减少盐的摄入量，建议每天盐的摄入量应控制在6克以内。

　　4.合理分配饮食、安排餐次，每天早、中、晚餐摄入的能量按25%、40%、35%的比例分配。

蔬菜沙拉

[材料]

卷心菜200克，番茄80克，黄瓜60克，青椒、白皮洋葱各30克，植物油、盐、柠檬汁、蜂蜜各适量。

[制作]

1 卷心菜、番茄洗净，切片；青椒、洋葱洗净，切成环形片。

2 把切好的材料拌匀，放在盘子里。

3 把植物油、盐、柠檬汁、蜂蜜混合，搅拌均匀，淋在蔬菜上即可。

孕22周饮食宜忌

警惕缺铁性贫血

怀孕22周警惕缺铁性贫血。怀孕期间频繁出现劳累和疲倦感，或者脸色苍白、自觉黑蒙，甚至眩晕，你就该警惕了，也许你患上了孕期缺铁性贫血。

国家健康学会建议准妈妈每天服用一粒含有30毫克铁的补铁片，还要努力从食物中摄入足够的铁。如补铁片或胶囊引起胃痛或便秘，可以尝试口服液态铁剂，这对胃的刺激相对小些。

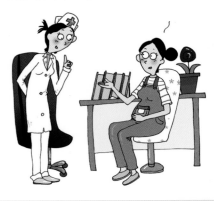

少食多餐

伴随着胎儿的逐渐发育成长，其通过胎盘所吸收的营养是初孕时的5～6倍，因此，准妈妈会更容易感觉到饿。这个阶段，随时补充营养就显得至关重要。少食多餐，以避免胃太空或太饱，有助于营养的吸收。

食用鸡蛋应适量

鸡蛋富含营养物质，不仅有益于胎儿生长发育的需要，还对提高产后母乳的质量有帮助。于是，有的准妈妈就喜欢多吃鸡蛋，想以此来补充营养。但是，若食用鸡蛋过多，反而会出现腹部胀闷、头晕目眩、四肢乏力等不适症状，给身体健康带来伤害。

按人体对蛋白质的消化吸收功能，一般而言，准妈妈每天吃1～2个鸡蛋就可以了。

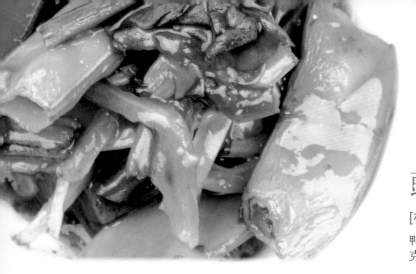

豌豆荚洋葱鸭血

[材料]

鸭血180克，豌豆荚、青蒜各60克，洋葱80克，豆瓣酱2茶匙。

[制作]

1　所有材料洗净；豌豆荚去蒂；洋葱切丝；青蒜切片；鸭血切成长条状。

2　热锅入油，爆香洋葱，放鸭血、少许水及豆瓣酱，焖煮至鸭血入味。

3　最后放豌豆荚及青蒜，炒熟即可。

冬瓜鲤鱼汤

[材料]

冬瓜200克、鲤鱼1尾、生姜、绍酒、枸杞子、植物油、盐、胡椒粉各适量。

[制作]

1　将冬瓜去皮、籽，切成丝；鲤鱼处理干净；生姜切丝。

2　锅内烧油，投入鲤鱼，用小火煮透，下入姜丝，加入绍酒，注入适量清汤，煮至汤质发白。

3　加入冬瓜丝、枸杞子，调入盐、胡椒粉，续煮7分钟即可食用。

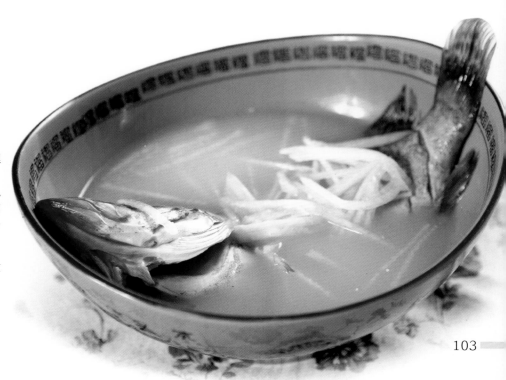

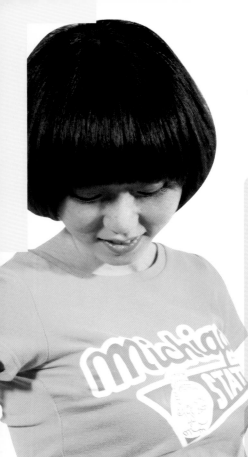

孕23周饮食宜忌

坚果可以让胎儿更聪慧

核桃、栗子都是不错的健脑食品，特别是核桃，其蛋白质、矿物质及各种维生素含量丰富。而且这些坚果由于本身有外壳保护，因此，在生长及加工过程中受到的污染较少，可以说是纯天然的绿色食品。

将花生、松仁等拿来做菜也是不错的选择，这样可以有效弥补三餐中营养物质的不足，又可以积极促进胎儿大脑的发育。

只是准妈妈在食用的时候一定要适量，由于这些坚果本身油脂含量丰富，因此，过度食用会给肠胃带来负担。

饮食要有节制

这段时间准妈妈会特别偏好某些食品，没关系，你偶尔可以稍稍地放松一下对自己的要求，但一定要有节制。由于孕中期基础代谢加强，对糖的利用增加，应在孕前基础上增加能量，每天主食摄入量应达到或高于400克，热量增加的量可视准妈妈体重的增长情况、劳动强度进行调整。

不可以多吃味精

味精的主要成分是谷氨酸钠，可和血液中的锌结合随尿液排出。因此，食用味精过多会使锌元素大量流失，从而导致儿缺锌，可造成智力减退、生长发育缓慢等不良后果。在日常的饮食中，准妈妈应减少味精的摄入量。

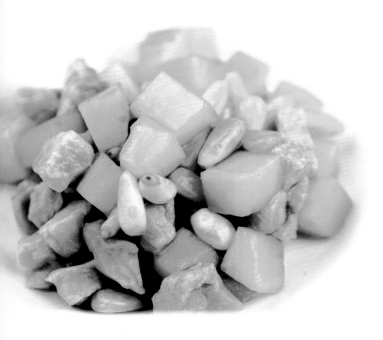

白瓜松子肉丁

[材料]

白瓜1个，瘦肉200克，松子仁60克，蒜蓉10克，生抽8克，白糖、淀粉各适量。

[制作]

1　瘦肉洗净，切成小粒，加生抽腌制入味，用水淀粉上糊；白瓜洗净，去皮、去瓤，切成小粒。

2　锅中放油烧热，放入白瓜粒煸炒，炒熟盛起。蒜蓉爆香后，下瘦肉粒，炒熟，再将白瓜粒回锅，放白糖，下松子翻炒均匀即成。

柴香豆腐

[材料]

盒装豆腐1盒，柴鱼片（明太鱼片）30克，鸡蛋1/2个，淀粉适量，酱油1茶匙，蒜末、香油各1/3茶匙。

[制作]

1　鸡蛋打散成鸡蛋液；豆腐切大块，裹上淀粉、鸡蛋液及柴鱼片。

2　起油锅，放准备好的豆腐块，炸至金黄时捞出，蘸酱油食用即可。

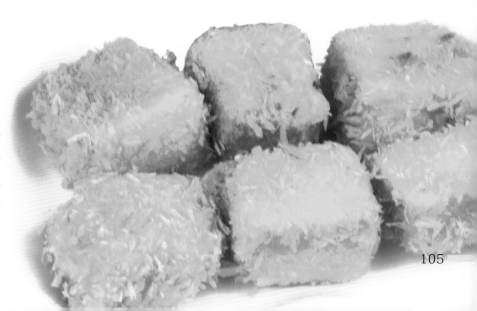

孕24周饮食宜忌

多补充水分

准妈妈体内水分如补充不足，便秘就会加重，所以，每日至少喝1000毫升水。因为水分不足，粪便就无法形成，而粪便太少，就无法刺激直肠产生收缩，也就没有便意产生。所以，补充水分是减轻便秘的重要方法。

三餐饮食正常

早餐一定要吃，避免空腹，并多吃含膳食纤维多的食物，比如糙米、麦芽、全麦面包、牛奶，还有新鲜蔬菜、新鲜水果，尽量少吃辛辣等刺激性食品，不喝碳酸饮料。

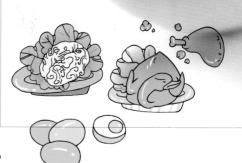

少食咸鸭蛋

一个咸鸭蛋含盐量在10克以上，已超过了准妈妈一天的需求量，加之准妈妈每天还会食用含盐食物，如此便使得盐的摄入量远远超过了机体的需求量。食盐过多必然口渴，继而大量饮水，水、盐积聚于体内超过肾脏排泄能力，从而就会导致准妈妈水肿的发生。

同理，过多食用咸菜、咸肉、咸鱼、香肠等，也会导致上述的结果。

远离垃圾食品

薯条等油炸食品及奶油蛋糕往往是许多现代女性的最爱，这些食品不仅较油腻，特别是油炸食品还含有致癌物质，怀孕期间的女性最好避而远之。

香菇油菜心

[材料]

香菇50克，油菜心10根，酱油、白糖、味精、水淀粉、植物油各适量。

[制作]

1 香菇用温水浸泡后，剪去根，反复清洗干净，挤去水分，备用。

2 油菜心洗净，放油锅中略炒一下，装盘。

3 锅内放油烧热，然后放入香菇略煸炒一下，再加入酱油、白糖，加盖烧煮入味。加入味精，用水淀粉勾芡，淋油，盛在煸炒过的油菜心上面即可。

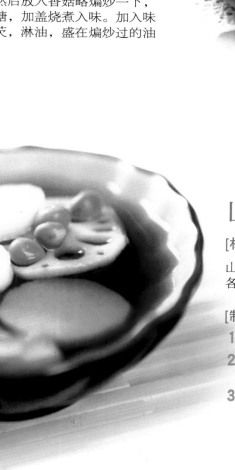

山药烧胡萝卜

[材料]

山药200克，胡萝卜40克，香菇50克，豌豆、藕各30克，葱花、高汤、酱油、盐各适量。

[制作]

1 山药切成块状；胡萝卜、藕、香菇均切片。

2 油热后用葱花炝锅，将山药丁、胡萝卜片、藕片、香菇片倒入煸炒。

3 加入高汤、酱油、盐调味，煮熟即可。

孕7月 胎儿和孕妈的变化

胎儿的变化

胎 重	800～1200克
胎 长	28～38厘米

　　胎儿的上下眼睑已形成，鼻孔开通，大脑及眼睛、耳等感觉系统也发达起来。气管和肺部还未发育成熟，但呼吸动作已相当明显。

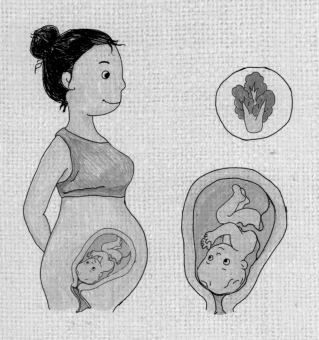

孕妈的变化

　　准妈妈的腹部已明显凸出，并常会有腰酸背痛的感觉，睡眠质量也变差了。这个阶段，准妈妈应做好自身的保健，并记得常常保持愉悦的心情。

体 重	准妈妈体重迅速增加，每周可增加500克
子 宫	官底上升到脐上1～2横指，子宫高度为24～26厘米
乳 房	肚子上、乳房上会出现一些暗红色的妊娠纹，从肚脐到下腹部的竖向条纹也越加明显
其他变化	呼吸变得急促起来，活动时容易气喘吁吁。心脏负担逐渐加重，血压开始升高。腹部已明显凸出，并伴有腰酸背痛的感觉，睡眠质量也变差了

关键营养需求

补充卵磷脂

卵磷脂能保护脑组织的健康发育，是非常重要的益智营养素。若孕期缺乏卵磷脂，就会影响胎儿大脑的正常发育，准妈妈也会出现心理紧张、头昏头痛等不适症状。

含卵磷脂多的食物有大豆、蛋黄、坚果、谷类、动物肝脏等。孕期每日补充500毫克卵磷脂为宜。

供给足钙和磷

胎儿牙齿的钙化速度在孕晚期加快，到出生时全部乳牙就都在牙床内形成了，第一恒牙也已钙化。如果此阶段饮食中钙和磷供给不足，就会影响今后宝宝牙齿的生长。所以准妈妈要多吃含钙、磷的食物。

富含钙的食物有牛奶、蛋黄、海带、虾皮、银耳、大豆等。富含磷的食物，如动物瘦肉、肝脏、奶类、蛋黄、虾皮、大豆、花生等。

摄取蛋白质、碳水化合物、脂肪

这个月，胎儿的生长速度仍然很快，因此，准妈妈的营养一定要跟上。继续补充营养，充分摄取蛋白质、碳水化合物和脂肪。

合理补充B族维生素、维生素E

摄入充足的B族维生素，有利于缓解准妈妈不良的心理状态。若B族维生素缺乏，则会造成消化不良、视力疲劳等症状。一些常见的蔬菜含有全部的B族维生素成员，如卷心菜、西蓝花、芦笋、蘑菇等。

准妈妈应在保证全面营养的同时，注意补充钙和维生素E，可多吃大豆、排骨汤、牛奶、玉米、胡萝卜等。

孕晚期铁元素至关重要

在孕晚期一定要注重铁元素的摄入量，每天应达到35毫克。铁主要存在于动物肝脏、瘦肉和海鲜类。增加动物性食品摄入量的同时，要多吃含维生素C的水果、蔬菜，可促进铁的吸收。

孕25周饮食宜忌

少量多餐

一次进食大量食物会造成血糖快速上升，且母体空腹太久时，容易产生酮体，导致血糖失衡。所以要少量多餐，将每天应摄取的食物分成5～6餐，特别要避免晚餐与隔天早餐的时间相距过长，睡前要补充点心。

多摄取高纤维食物

多吃蔬菜、水果，不要喝果汁等高纤维食物，可延缓血糖的升高，帮助血糖的控制，也比较有饱腹感。但千万不可无限量地吃水果。

减少油脂摄入

烹调用油以植物油为主，减少油炸、油煎、油酥食物，以及动物皮、肥肉等。

注重蛋白质摄取

如果在孕前已摄取足够营养，妊娠初期不需增加蛋白质摄取量，妊娠中期、后期每天需增加蛋白质的量各为6克、12克，多吃鸡蛋、牛奶、深红色肉类、鱼类及豆浆、豆腐等豆制品。最好每天喝至少两杯牛奶，以获得足够钙质，但千万不可以把牛奶当水喝，以免血糖过高。

避免摄入过多的糖类

应尽量避免加有蔗糖、白糖、果糖、葡萄糖、冰糖、蜂蜜、麦芽糖的含糖饮料及甜食，可避免餐后快速的血糖增加。尽量选择纤维含量较高的未精制主食，可更有利于血糖的控制。

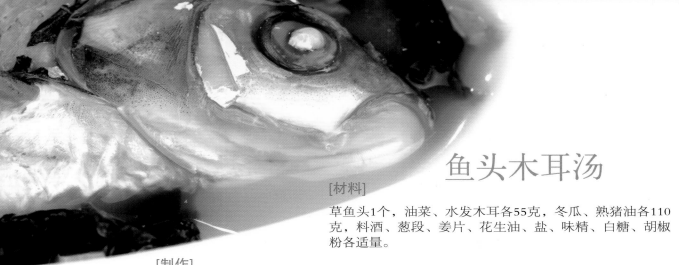

鱼头木耳汤

[材料]

草鱼头1个，油菜、水发木耳各55克，冬瓜、熟猪油各110克，料酒、葱段、姜片、花生油、盐、味精、白糖、胡椒粉各适量。

[制作]

1 冬瓜，油菜切片，木耳择洗干净。

2 将鱼头刮净鳞，去鳃，洗净，在颈肉两面划两刀，放入盆内，均匀地抹上盐。

3 炒锅上火，放入猪油，下入鱼头，煎至金黄色，烹入料酒葱段、姜片、盐、味精、白糖、胡椒粉调味，加盖用小火炖20分钟，最后放入冬瓜、木耳、油菜即可。

开阳芹菜

[材料]

芹菜250克，海米25克，绍酒1/2大匙，香油、盐、味精各1小匙，葱末、姜末各少许，淀粉适量。

[制作]

1 芹菜去叶、老根，洗涤整理干净，切成段，下入沸水中焯透，捞出控净水分；海米泡发回软，洗净，沥干备用。

2 炒锅加油，用葱末、姜末炝锅，下入海米煸炒片刻，烹绍酒，加入盐、味精，添少许汤，下入芹菜段翻炒均匀，用水淀粉勾芡，淋香油，出锅装盘即可成。

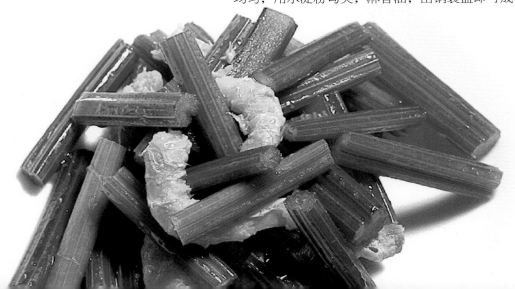

孕26周饮食宜忌

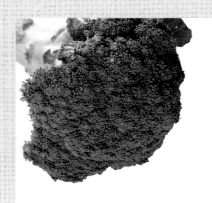

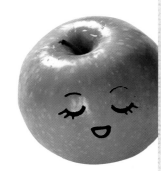

多补充膳食纤维

膳食纤维分为可溶性膳食纤维和不可溶性膳食纤维。可溶性膳食纤维能让你更久保持吃饱的感觉，让糖分稳定地进入血液。不可溶性膳食纤维让食物更快地通过身体，防止便秘。可溶纤维主要包括：苹果、豆类、燕麦、梨和黑面包。不可溶性膳食纤维主要包括：水果、绿叶蔬菜、扁豆和全麦麦片。

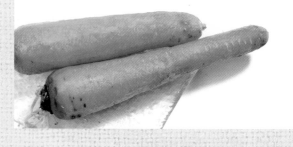

注意补水

孕26周，准妈妈新陈代谢的速度要增加大概20%，也就是说，即便准妈妈在休息，准妈妈的体温也比以往要高。如果准妈妈觉得体温过高，多喝水，以补充排汗丧失的水分。

不必太担心胆固醇高

如果这期间准妈妈做过血检，就会发现血液中胆固醇含量升高了，这很正常，因为胆固醇是形成很多激素的基础，所以含量会增加。不要吃那些宣称可以降低胆固醇的食品，除非医生建议这么做。

少吃白糖多吃红糖

红糖中钙的含量比同量的白糖多2倍，铁质比白糖多1倍，还有益气、补中、化食和健脾暖胃等作用。

虾米炒芹菜

[材料]

芹菜200克，虾米10克，植物油15克，酱油10克，鸡精3克，盐适量。

[制作]

1　将虾米用温水浸泡；芹菜去老叶（保留大部分叶子）后洗净，切成短段，用开水烫过。

2　锅置火上，放油烧热，下芹菜段快炒，并放入虾米、酱油，用旺火快炒几下，出锅前撒些鸡精和盐（因为虾米已有咸味，盐需少放）即可。

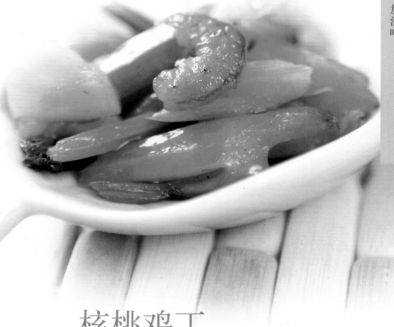

核桃鸡丁

[材料]

核桃仁50克，鸡脯肉300克，鸡蛋1个，盐、生姜、蒜、小葱、植物油、料酒、酱油、黑胡椒粉、醋各适量。

[制作]

1　鸡脯肉和核桃仁分别洗净，沥干。鸡脯肉切丁，加少许盐、酱油、淀粉、一个鸡蛋清拌匀腌制一会儿；蒜、姜切末；核桃仁稍微切小块一点。

2　锅内放油，微热后倒入核桃仁，炒至呈金黄色即可盛起。

3　将炸过核桃的油倒出一些，留少许底油，倒入姜末、蒜末爆香，然后加入腌制好的鸡丁翻炒，待鸡丁变色后，倒入核桃仁，加盐（喜欢吃辣的可以加点辣椒酱），炒至入味后，淋上一点醋，撒上葱花，起锅即可。

孕27周饮食宜忌

增加谷物和豆类的摄入

从现在开始到分娩，应该增加谷物和豆类的摄入量，比如：全麦面包及其他全麦食品、豆类食品、粗粮等，准妈妈都可以多吃一些。

多吃富含维生素C的食物

如果准妈妈想要宝宝皮肤白些，就可以多吃一些富含维生素C的食物。含维生素C丰富的食物有番茄、菜花、冬瓜、洋葱这些日常比较常见的蔬菜，柑橘、苹果、鲜枣这些水果也含有很多的维生素C，其中苹果是最佳的食物。

不要长时间咀嚼口香糖

在饭后，咀嚼口香糖能起到清洁口腔的作用。但若长时间反复咀嚼，却会使消化液过多分泌，特别是在空腹时，会对胃黏膜造成伤害。因此，准妈妈不宜长时间咀嚼口香糖，每次以不超过15分钟为宜。

适量多吃含碘丰富的食物

含碘丰富的食物，可促进胎儿甲状腺激素的合成，也有利于胎儿大脑的良好发育。这类食品中尤以海带为最佳，海带含有丰富的蛋白质、脂肪酸和钙、铁等微量元素。食用海带不仅可以补碘，还可以促进人体新陈代谢、提高机体抗感染能力，起到补脑健脑的作用。

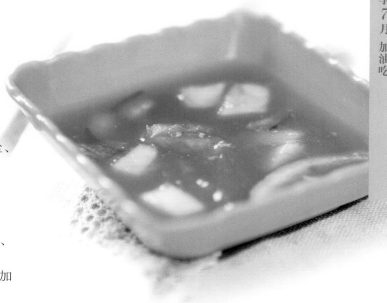

胡萝卜苹果汤

[材料]

苹果80克，胡萝卜50克，洋葱25克，鸡高汤2杯，盐、黑胡椒粉、橄榄油各适量。

[制作]

1 洋葱切丝，胡萝卜去皮切片，苹果去核切片。

2 锅中放入橄榄油加热，加入洋葱丝、胡萝卜片、苹果片，炒软至香味散出。

3 倒入鸡高汤煮滚，再以小火炖煮大约12分钟，加入盐及黑胡椒调味，即可食用。

白菜炖鱼子

[材料]

大白菜250克，青鱼子150克，香油、盐、味精各1小匙，绍酒、醋、胡椒粉各1/2小匙，葱、姜各少许。

[制作]

1 将鱼子择洗干净，下入沸水中焯烫透，捞出控净水分；大白菜洗净后切段备用。

2 炒锅加油，用葱、姜炝锅，烹绍酒，醋，下入鱼子煸炒片刻，添汤烧开，下入白菜段以及味精、盐、胡椒粉炖5分钟，淋香油出锅即可。

孕28周饮食宜忌

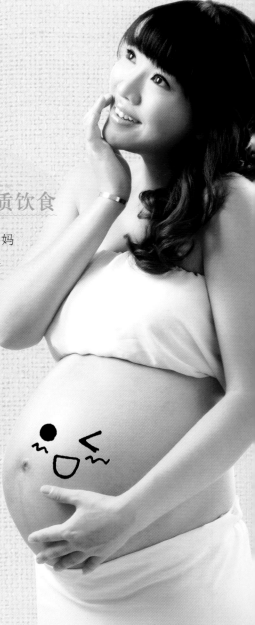

多吃一些补脑食品

孕28周是胎儿大脑开始形成的时期，准妈妈在这个时期应该注意从饮食中充分摄入对脑发育有促进作用的食品，如水果、核桃、芝麻、小米、玉米和海产品等，以促进胎儿脑组织的发育。

避免长期摄入高蛋白质饮食

蛋白质供应不足，会导致准妈妈身体衰弱，胎儿生长迟缓。然而，过量的高蛋白质饮食容易引起食欲减退、腹胀、头晕、疲倦等不适症状，反而不利于健康。因此，准妈妈应平衡饮食，做到营养均衡。

不吃畸形或死因不明的动物性食物

吃食物不仅要讲究营养，还要注重安全性。否则，极易引起食物中毒，甚至导致流产、死胎等。

鱼类出现畸形，常常与其生活的水域受到污染有关。这种鱼体内所含的污染物非常多，准妈妈若食用，可能导致胎儿畸形。不止鱼类，其他的畸形动物性食物都不可食用。有的鸡、鸭，虽然外表畸形不明显，但宰杀后却能看到其腹腔或胸腔内长着许多白色或淡黄色的小瘤，这样的鸡、鸭也不能食用。

不少动物的死亡，是由于疾病或中毒。若食用了这类动物，会引起感染，甚至可能丧命。

玉米蚕豆羹

[材料]

甜玉米粒300克，鲜蚕豆30克，菠萝40克，枸杞子、植物油各10克，盐3克，生粉1小匙，骨头汤1碗。

[制作]

1 甜玉米粒蒸熟；菠萝去外皮，切成与玉米粒大小一样的颗粒；鲜蚕豆剖去外皮；枸杞子用水泡发。

2 锅里放入植物油烧热，加入骨头汤煮滚，再放入甜玉米粒、枸杞子、菠萝粒、鲜蚕豆同煮10分钟，入味后放盐，生粉用水勾芡，出锅。

鸡肉粥

[材料]

大米50克，生鸡1只，香油、姜片、盐、酱油、葱段各适量。

[制作]

1 将鸡整理干净，放入沸水中略焯一下。然后将鸡下锅，用火煮40分钟，捞出，放入凉开水中泡，再捞出控干水，抹上香油。

2 将大米淘洗干净，倒入锅内，加原汁鸡汤、姜片、葱段用大火煮沸，再改用小火煮至粥稠，加盐调味，便成鸡肉粥。

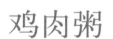

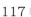

孕8月 胎儿和孕妈的变化

胎儿的变化

胎 重	1500～2000克
胎 长	约44厘米

胎儿的主要器官已经基本发育完成，身体逐渐丰满，头发变得浓密，并能够辨别明暗，甚至跟踪光源。许多胎儿在此时已经采取了头向下的体位。

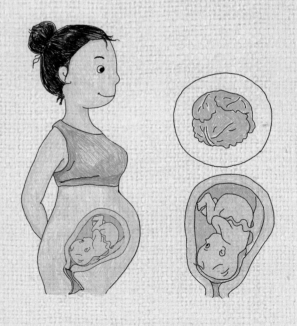

孕妈的变化

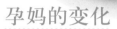

准妈妈的腹部更显凸出，行动也越来越吃力。由于子宫将内脏向上推挤，因而时常会感到喘不上气来，食欲下降，腰部更容易感到酸痛。妊娠纹和脸上的妊娠斑可能会更为明显。

体 重	这个月体重增加了1300～1800克。准妈妈的体重每周增加500克是正常的
子 宫	准妈妈的腹部更显凸出，行动也越来越吃力。由于子宫将内脏向上推挤，因而时常会感到喘不上气来
乳 房	乳房高高隆起，乳房、腹部及大腿的皮肤上的一条条淡红色的花纹明显增多
妊娠反应	食欲下降，腰部更容易感到酸痛。经常出现便秘和胃灼热感，脸和腿的水肿的情况并未消失

关键营养需求

继续补钙，多晒太阳

多喝一些牛奶，每天最好喝2杯（500毫升）。不爱喝牛奶的准妈妈也可以喝豆浆。缺钙比较严重的准妈妈要根据医生的建议补充钙剂。

补充碳水化合物

这个月，胎儿开始在肝脏和皮下储存糖原和脂肪，如果准妈妈摄入的碳水化合物不足，就易造成蛋白质缺乏或酮症酸中毒。因此，要及时补充足够的碳水化合物，其摄入量为每日350~450克。全谷类、薯类、水果及蔬菜中均含有碳水化合物。

重点补充α-亚麻酸

α-亚麻酸是组成大脑细胞和视网膜细胞的重要物质；如果摄取不足，会导致胎儿发育不良，准妈妈也会出现疲劳感明显，睡眠质量下降的不适感。由于α-亚麻酸在人体内不能自动合成，因此，必须从外界摄取。在日常生活中，用亚麻油炒菜或每天吃几个核桃，都可补充α-亚麻酸。

平衡补充各种维生素

维生素对胎儿的健康发育起着重要的作用，准妈妈应适量补充各种维生素，尤其是维生素B_1。在此时，吃些西瓜是有好处的，因为其含有大量的营养素，并具有利尿去肿、降低血压的功效。对于有妊娠水肿的准妈妈来说，吃西瓜可消除体内多余的水分，减轻体重压力。

摄入铁质

此阶段，准妈妈容易出现贫血症状。为了防止分娩时出血过多，应该及早多摄取铁质。

在动物性食品中，颜色越深，含铁量越高。富含铁质的食物有猪肝、猪血、蛋黄等。植物性食品中富含铁质的有紫菜、海带、豆类、芦笋等。

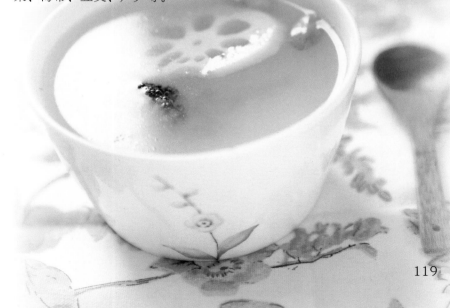

孕29周饮食宜忌

不要吃生的凉拌菜

有的准妈妈喜欢吃凉拌菜，但在怀孕后需注意相关的卫生问题。在吃凉拌菜时，不可生吃，应用沸水烫一下捞起，再用优质的橄榄油凉拌，这样不仅卫生，也有利于营养的吸收。

夜间可加餐

到了孕29周，增大的子宫顶住胃部，吃一点就饱，你可以少吃多餐，每天吃7～8次。很多准妈妈有夜间饿醒的经历，夜间可以吃点粥，吃2片饼干、喝1杯牛奶，或者吃2块豆腐干，要记得漱口后再接着睡。

适量食用坚果

坚果的营养价值很高，是不少准妈妈喜欢的食品。但是，坚果也不能食用过多。坚果的油性较大，而在怀孕期间，准妈妈的消化功能相对减弱，如果过量食用坚果，很容易引起消化不良。每天食用坚果不应超过50克。

合理食用补品

有些准妈妈为了胎儿大脑的发育，大量食用补品。其实，补品用多了往往会起到相反的作用，可能造成流产或死胎。特别是人参，有些准妈妈发生先兆流产就是因为服用了人参、桂圆等补品引起的，因此，应少用或不用。包括鹿茸、鹿胎膏、鹿角胶等温热大补之品在怀孕期间也不宜食用。准妈妈适宜的补品就是饮食中的蛋白质、维生素、微量元素。

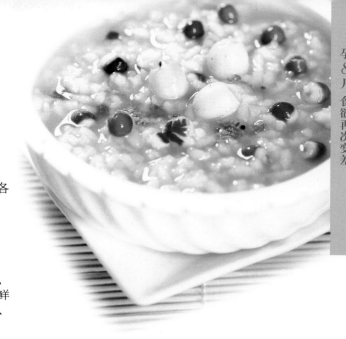

莲子糯米粥

[材料]

莲子30克，糯米100克，鲜莲叶1片，白糖、桂花卤各适量。

[制作]

1　将鲜莲叶洗净，用开水烫过待用。

2　将糯米淘洗干净后放入锅内，加入莲子及清水，上火烧开，转用小火煮成粥。粥好撤火，覆以鲜莲叶，盖上盖，5分钟后，拿掉莲叶，加入白糖、桂花卤即可食用。

家常豆腐

[材料]

豆腐1块，猪肝150克，青椒、红椒、水发木耳、绍酒、酱油、辣椒酱、盐、味精、葱、蒜片、姜末各少许，淀粉适量。

[制作]

1　将猪肝、豆腐切成片，撒少许盐腌制10分钟，下油锅，煎至金黄色，倒入漏匙。

2　炒锅加油，下入猪肝煸炒至变色，添少许汤，再下入豆腐片、木耳，烧至入味，加味精，用水淀粉勾芡，淋明油即可。

121

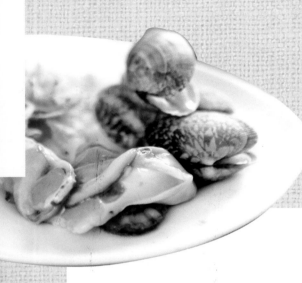

孕30周饮食宜忌

继续补充钙质

怀孕30周，胎儿骨骼开始钙化，仅胎儿体内每日就需沉积约110毫克的钙，而这完全来源于母体，从这点看，每个准妈妈都需要补钙。按照《中国居民膳食营养素参考摄入量》建议，孕晚期钙的适宜摄入量为1200毫克/天。

准妈妈每天至少要喝250毫升牛奶或400～450毫升低脂牛奶，还要多吃乳酪、酸奶、豆类、豆制品、海带、虾皮、鱼类、肉类、禽蛋等。

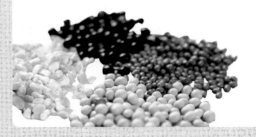

不要吃发芽的土豆

不要吃发芽、腐烂的土豆，因为土豆中含有一种叫龙葵素的毒素，而且龙葵素较集中地分布在发芽、变绿和溃烂的部分。准妈妈若长期大量食用含生物碱较高的土豆，蓄积在体内会产生致畸效应。

适当控制饮食

在饮食上，准妈妈既要防止营养摄入的缺乏，又要防止胎儿体重增长过快、体型过大而造成分娩困难。这个阶段，应适当控制饮食，尤其是高蛋白、高脂肪的食物。可采取少食多餐的方式，每天进食5～6餐，均衡摄取各种营养。饮食宜丰富多样，多选择容易消化的食物。

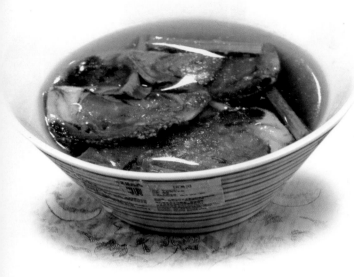

金蛋牛肉煮菠菜

[材料]

牛肉200克，菠菜300克，咸蛋1只，鸡蛋半只，姜片4克，盐5克，淀粉6克，糖7克，生抽、鸡精各3克，嫩肉粉、麻油各2克。

[制作]

1　把菠菜择好，洗净；咸蛋打散放入碗中，再放入蒸锅内蒸熟，取出待用。

2　将牛肉切成薄片，加盐、淀粉、糖、生抽、嫩肉粉拌匀，腌15分钟。

3　在锅内倒入适量食用油，放入姜片及水煮滚，然后加入牛肉片、菠菜、蒸好的咸蛋、鸡蛋，用猛火煮2分钟，放入盐、鸡精、麻油拌匀便成。

马蹄木耳煲猪肚

[材料]

马蹄8只，木耳110克，腐竹60克，猪肚半只，鲜白果40克，红枣15克，姜3克，鸡精、盐、胡椒粉各适量。

[制作]

1　马蹄去皮；木耳洗净切大块；腐竹用温水浸软，切成长8厘米的段，待用。

2　将猪肚用粗盐反复搓擦，冲洗干净，放入滚水中煮5分钟，取出切大块，待用。

3　将所有材料及适量清水放入锅内煲滚，再用慢火煲2小时，加入调料便成。

123

孕31周饮食宜忌

多吃鱼类、坚果类

人的一生都需要不饱和脂肪酸，怀孕期间尤其如此。不饱和脂肪酸中的$\Omega-3$和DHA有助于胎儿眼睛、大脑、血液和神经系统的发育，整个孕期都需要这些元素，尤其是怀孕的最后三个月，孩子大脑迅速发育的时候，要多吃鱼类、坚果类食物。

含锌的食物要多吃

富含锌的食物可促使胎儿驱出子宫腔，以帮助准妈妈顺利地自然分娩。富含锌的食物有肉类、海产品、豆类、坚果类等。

有意识地从食物中摄取维生素K

维生素K可在分娩时防止大出血，也可预防新生儿因缺乏维生素K而引起的颅内、消化道出血等。因此，准妈妈在预产期的前一个月应有意识地从食物中摄取维生素K。富含维生素K的食物有菜花、白菜、菠菜、莴笋、干酪、肝脏、谷类等。

供给充足的钙和磷

胎儿牙齿的钙化速度在孕晚期增快，到出生时全部乳牙就都在牙床内形成了，第一恒牙也已钙化。如果此阶段饮食中钙、磷供给不足，就会影响今后宝宝牙齿的生长。所以准妈妈要多吃含钙、磷的食物。

含钙的食物如牛奶、蛋黄、海带、虾皮、银耳、大豆等。含磷的食物如动物瘦肉、肝脏、奶类、蛋黄、虾皮、大豆、花生等。

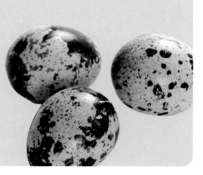

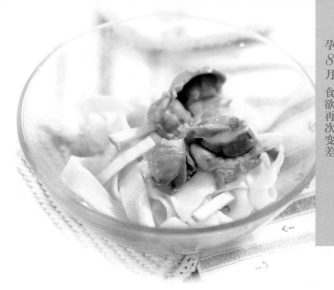

炒鸡胗肝面

[材料]

面条300克，鸡胗、肝共150克，丝瓜100克，洋葱50克，花生油400克，白糖8克，盐5克，湿淀粉、葱花、料酒各6克，鲜汤、植物油各少许。

[制作]

1 将鸡胗、肝、洗净，切成小薄片，放入碗内，加盐、白糖、料酒、湿淀粉拌匀上浆；面条用开水烫熟；丝瓜去皮，洗净，切薄片。

2 锅中加油烧热，下鸡胗、肝、丝瓜片炒熟，加入葱花、盐、白糖和少许鲜汤再炒片刻，洒在面条上，起锅装入盘内即可。

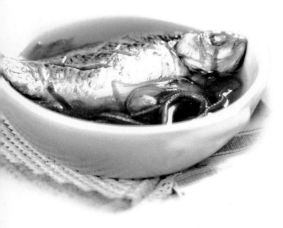

海带炖酥鱼

[材料]

小鲫鱼200克、干海带80克，料酒、盐、酱油、醋、白糖、葱段、姜片各适量。

[制作]

1 将小鲫鱼去内脏洗净；干海带泡发后切宽条，上锅蒸20分钟后备用。

2 将鱼摆在小锅内，在上面码上一层海带条，放上料酒、盐、酱油、醋、白糖、葱段、姜片。

3 加水没过菜面，大火煮开后，小火焖至汤稠即可。

酥炸甜核桃

[材料]

核桃肉100克，盐1/4小匙，白糖、芝麻、柠檬汁各1小匙，植物油适量。

[制作]

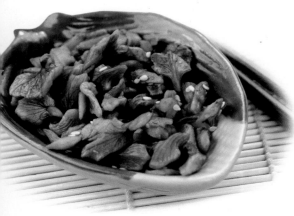

1 核桃肉入开水中煮3分钟盛起，沥干；芝麻洗净，沥干，下锅炒香。

2 坐锅点火，锅内加水，加入白糖、盐及柠檬汁，放入核桃煮3分钟盛起，吸干水分。

3 另起锅，热油，当油热至七八成时，加入核桃炸至微黄色盛起，撒上芝麻即可。

孕32周饮食宜忌

适量补充维生素K

如果人体缺乏维生素K，就等于缺乏凝血因子，容易出血或出血难止。医生建议，从怀孕32周起，准妈妈应适量服用维生素K，直至分娩。除了以口服和肌注的方式补充维生素K，准妈妈还可以多吃含维生素K的食物，如菠菜、番茄及鱼类等。

多吃有助于铁吸收的食物

在吃含有丰富铁元素的食物的同时，最好同时吃一些水果和蔬菜，这样有助于铁的吸收。

多吃鱼能降低早产概率

研究表明，经常吃鱼的准妈妈出现早产和生出体重较轻婴儿的可能性要远低于那些平时不吃鱼或很少吃鱼者，并且，出生时的婴儿也会较一般婴儿更健康、更聪明。对准妈妈来说，每周吃一次鱼，就能降低早产的可能性。而鱼肉之所以有这样的功效，在于它富含ω-3脂肪酸，这种物质可延长怀孕期、防止早产，并可有效增加婴儿出生时的体重。

用饮食控制水肿

多食用以下食物可以有效减轻水肿。

鲫鱼：鲫鱼肉是高蛋白、高钙、低脂肪、低钠的食物，经常食用，可以消除妊娠水肿。

鲤鱼：鲤鱼肉中含有丰富的优质蛋白质，钠的含量也很低，准妈妈常吃可消肿。

冬瓜：冬瓜具有清热泻火、利水渗湿、清热解暑的功效，准妈妈可以常吃。

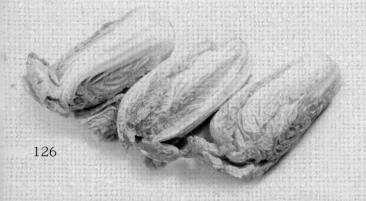

冬瓜杂锅汤

[材料]

冬瓜850克，叉烧肉100克，猪瘦肉120克，香菇60克，鲜虾肉50克，鸡蛋3个，鲜鸡肝1副。

[制作]

1 猪瘦肉、鸡肝洗净，切粒；鲜虾洗净去壳；冬瓜去皮，切粒；香菇用清水浸软切粒；叉烧肉切粒；鸡蛋搅匀。

2 将水烧开，放入香菇、冬瓜，至将熟时，加入猪瘦肉、叉烧肉、虾肉、鸡肝，最后淋入鸡蛋液。加入适量盐调味，即可食用。

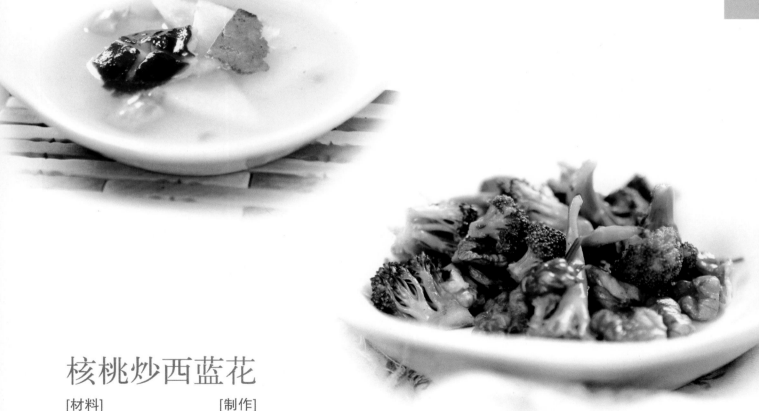

核桃炒西蓝花

[材料]

西蓝花300克，核桃仁100克，蒜末、葱丝、植物油、香油、鸡精、盐各适量。

[制作]

1 将西蓝花洗净后用手掰成小块；锅内烧水加少许盐，放入菜花焯一下。

2 将核桃仁凉油下锅翻炒，炒至微黄色即可盛出。

3 锅内放油，烧至温热后放入蒜末、葱丝爆香，倒入西蓝花翻炒，再加入核桃仁、盐快速翻炒几下，加入鸡精后出锅，盛入盘中淋少许香油即可。

孕9月 胎儿和孕妈的变化

胎儿的变化

胎 重	2000～2800克
胎 长	46～50厘米

这个月胎儿的皮下脂肪大为增加，身体变得圆润，脸、胸、腹、手、足等处的胎毛逐渐稀疏，呼吸系统、消化系统、生殖器官发育也几近成熟。胎儿的听力已充分发育，对外界的声音已有反应。而且能够表现出喜欢或厌烦的表情。月末时，胎儿的头部开始降入骨盆，但位置尚未完全固定。

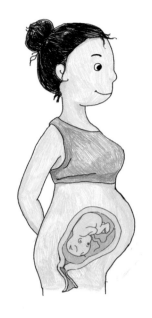
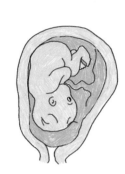

孕妈的变化

准妈妈的肚子越来越大，气喘加剧。分泌物有所增加，排尿次数增多。身体关节出现疼痛，可能还会觉得腹坠腰酸。这个月末，准妈妈体重的增长已达到最高峰，大约已增重11～13千克。

体 重	准妈妈体重的增长已达到最高峰，已增重11～13千克
子 宫	准妈妈气喘加剧。由于子宫膨大，压迫了胃，胃口不好。分泌物有所增加，排尿次数增多

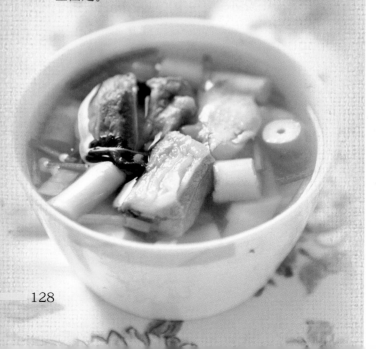

关键营养需求

增加钙和铁的摄入量

胎儿体内的钙一半以上都是在怀孕期最后2个月储存的，如果此时摄入的钙量不足，胎儿就会动用母体骨骼中的钙，容易导致准妈妈发生软骨病。富含钙质的食物有牛奶、虾皮、核桃、南瓜子、鱼松等。

另外，胎儿的肝脏每天会储存5毫克的铁，直到存储量达300~400毫克。这时摄入充足的铁，可以避免产后的婴儿患缺铁性贫血。

坚持补充维生素

维生素的补充不容忽视，其中水溶性维生素中以维生素B_1最为重要。在这个月，如果准妈妈缺乏维生素B_1，容易出现乏力、呕吐等现象，还可能影响分娩时子宫收缩，造成产程延长、分娩困难。玉米、小米、鸡蛋、坚果等食物富含维生素B_1。

另外，如果维生素K摄取不足，将会造成新生儿在出生时或满月前后出现颅内出血。因此，准妈妈要多吃菜花、白菜、莴苣、番茄、瘦肉、肝脏等富含维生素K的食物。为了促进钙和铁的吸收，还应注意补充维生素A、维生素D和维生素C。

蛋白质摄入量增加到 75~100克

蛋白质的食物来源以鸡肉、鱼肉、猪肉、虾等动物蛋白为主，可多吃一些海产品。准妈妈应每天摄入优质蛋白质75~100克。

脂肪摄入量控制在60克

此时，胎儿大脑中的某些部分还没有成熟，准妈妈需要适量补充脂肪，尤其是植物油仍是必需的。每天摄入的总脂肪量应为60克左右。

多吃淡水鱼

这个月，准妈妈要适当摄入一些淡水鱼。这样可以促进乳汁的分泌，从而为即将出生的宝宝准备好营养充足的初乳。

孕33周饮食宜忌

每天摄入60克蛋白质

准妈妈比未孕女性每天要多10克蛋白质的需要，因此，每日需要摄入60克蛋白质。

每天需要至少1000毫克的钙

每天食用低脂或脱脂的奶制品，给准妈妈和胎儿提供骨骼和牙齿所需的钙。准妈妈每天需要至少1000毫克的钙。

维生素、矿物质不能少

每天食用多种蔬菜和水果以满足维生素和矿物质的需要。

每天至少需要400毫克叶酸，孕早期可以预防胎儿神经管畸形，孕晚期可预防孕妇贫血。

孕妇每天需要30毫克的铁，是一般女性正常的2倍。

此外，每天还应多食用谷物类食品，以提供能量。

控制盐分、水分

应继续控制盐的摄入量，以减轻水肿状况。此外，由于准妈妈胃部容纳食物的空间不多，因此，不要一次大量饮水，以免影响进食。但饮水也不宜过少，每天至少喝2升水，如果运动，每小时要额外补充1杯水。

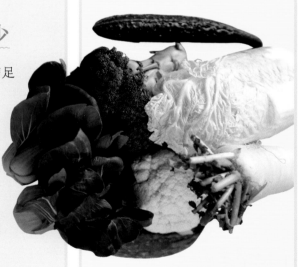

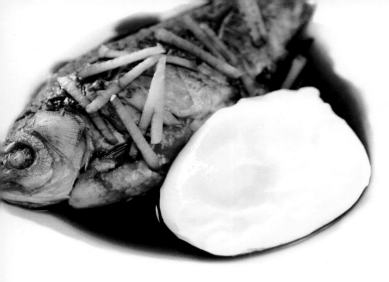

鲫鱼炖蛋

[材料]

鲫鱼2尾（约500克），鸡蛋1个，盐1小匙，植物油3小匙，姜丝5克。

[制作]

1 将鲫鱼去鳞、鳃、内脏，用清水洗干净，在鱼身两侧片几道斜刀花。

2 煲置火上，放入适量清水，大火烧开，下鲫鱼及盐适量，烧1分钟左右，连汤盛入碗内，待用。

3 鸡蛋磕入碗内，加清水、盐搅打均匀，上笼蒸至凝固取出，随即将鲫鱼放上，浇入煮鱼原汤，撒上姜丝，淋上植物油，再放蒸笼里，上火蒸5～10分钟，即可食用。

木耳炒金针菇

[材料]

金针菇200克，木耳100克，青椒、胡萝卜各50克，植物油、盐、料酒、蒜末、葱丝各适量。

[制作]

1 将木耳切小块；青椒、胡萝卜切片；金针菇去根洗净。

2 将木耳和金针菇，用加盐的水焯后沥干。

3 锅中放少许油，放蒜末、葱丝爆锅，再倒入青椒、胡萝卜、木耳和金针菇翻炒，待快熟时加盐翻炒几下。

4 最后淋点香油即可出锅。

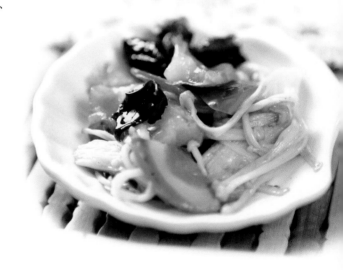

清蒸大虾

[材料]

带皮大虾100克，香油、醋各2小匙，酱油1匙，味精2克，汤3大匙，葱、姜各适量。

[制作]

1 大虾洗净，剁去须，摘除沙袋、沙线；葱切条；姜一半切片，一半切末。

2 将大虾段摆入盘内，加入味精、葱条、姜片和汤，上笼蒸10分钟左右取出，拣去葱条、姜片装盘。

3 用醋、酱油、姜末和香油兑成汁，供蘸食。

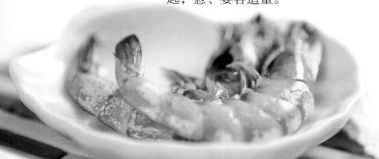

131

孕34周饮食宜忌

膳食纤维不可少

孕后期，逐渐增大的胎儿给准妈妈带来负担，准妈妈很容易发生便秘。为了缓解便秘带来的痛苦，准妈妈便秘时可以吃这些食物。

玉米

玉米是粗粮中的保健佳品，其膳食纤维含量很高，能刺激胃肠蠕动，加速粪便排泄，对妊娠便秘大有好处。

草莓

草莓营养丰富，含有多种人体所必需的维生素、矿物质、蛋白质、有机酸、果胶等营养物质，其中的胡萝卜素有明目养肝的功效。最主要的是其所含果胶和膳食纤维可以助消化、通大便，对胃肠不适有滋补调理作用。

地瓜

地瓜富含利于胎儿发育的多种营养成分，同时其所含的膳食纤维能有效刺激消化液分泌和胃肠蠕动，利于通便。

酸奶

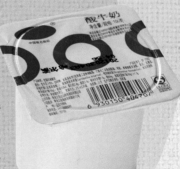

酸奶富有营养，含有新鲜牛奶的全部营养，其中的乳酸、醋酸等有机酸，能刺激胃液分泌，抑制有害菌生长，清理肠道。

黄豆

黄豆的营养价值很高，又被称为"豆中之王""田中之肉"，它含有非常优质的蛋白质和丰富的膳食纤维，有利于胎儿的发育，并促进准妈妈的新陈代谢。

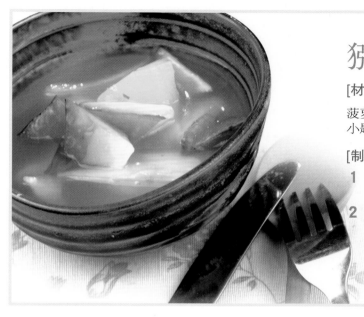

猕猴桃橙菠萝洋葱汤

[材料]

菠萝160克，猕猴桃、柳橙各1个，洋葱1/2个，奶2小匙，糖1小匙，水淀粉、黑胡椒粉各1/4匙。

[制作]

1 洋葱去皮，切碎；猕猴桃、菠萝去皮，切1厘米小块；柳橙对半切开，用榨汁器榨汁。

2 锅中倒油烧热，放入洋葱爆香，转中火炒至微软，加入菠萝丁快炒，再加水，并以中火煮，最后加入柳橙汁、猕猴桃丁及奶，水淀粉勾芡，食用时撒上黑胡椒粉即可。

发菜鸡茸蛋汤

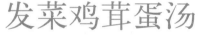

[材料]

水发发菜80克，鸡蛋皮110克，鸡肉茸150克，料酒、葱汁、姜汁各20克，高汤适量，盐3克，味精1克，芝麻油5克。

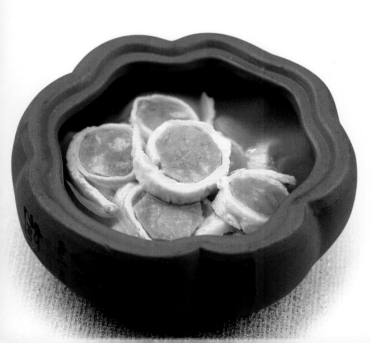

[制作]

1 鸡肉茸内加入葱汁、姜汁、料酒、盐各半，同一方向充分搅匀，均匀地抹在鸡蛋皮上，上面铺上发菜，卷成卷。

2 将制好的发菜鸡茸蛋卷放入容器内，入蒸锅蒸至熟透取出。

3 将蒸好的鸡茸蛋卷横切成片，放入汤碗内，锅内加入葱汁、姜汁、高汤、余下的料酒、盐烧开，加味精，出锅前淋入芝麻油即成。

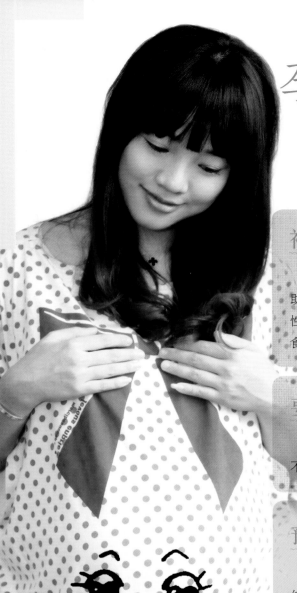

孕35周饮食宜忌

补锌有助于顺产

几周以后就要分娩，准妈妈多吃富含锌的食物会有助于顺产。锌对分娩的主要影响是可增强子宫有关酶的活性，促进子宫收缩，把胎儿驱出子宫。准妈妈可以适当地食用一些牛肉制作的菜品，可以适度缓解肌肉疼痛。

要补气、养血

这个时期的准妈妈需要补气、养血、滋阴。如果营养不足，准妈妈往往会出现贫血、水肿、高血压等并发症。

预产期前要补充维生素K

维生素K有"止血功臣"的美称，如果准妈妈体内维生素K不足，会增加流产的概率，分娩时容易造成大出血。所以在产前1个月，要每天多吃富含维生素K的食物，如菜花、白菜、菠菜、莴笋、干酪、动物肝脏和谷类食物等。

凉拌双花

[材料]

菜花、西蓝花各200克，盐、鸡精、海鲜酱油、植物油各适量。

[制作]

1 将菜花和西蓝花洗净，撕成小朵。

2 把菜花和西蓝花在开水中焯一下，过一下凉开水，沥干水分，添加盐、鸡精和海鲜酱油拌匀。

3 起油锅，烧热植物油，趁热浇在拌好的双花上。

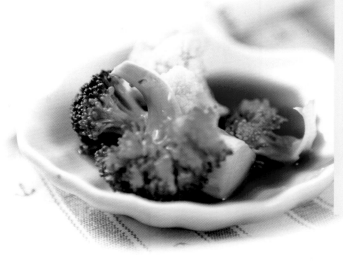

炒猪肝菠菜

[材料]

猪肝250克，菠菜300克，油2大匙，酱油1大匙，绍酒1/2大匙，白糖2/3小匙，醋、盐、味精各1小匙，花椒粉、葱花、姜末各少许，淀粉适量。

[制作]

1 猪肝切小薄片；菠菜择洗净，切2.5厘米长的段，下沸水中焯烫一下，即刻捞出，沥净水分。

2 炒锅上火烧热，加适量底油，用葱花、姜末炝锅，放入猪肝煸炒，烹绍酒、醋，加酱油、白糖、花椒粉，再放入菠菜段、盐、味精，翻炒均匀，用水淀粉勾芡，淋明油，出锅装盘即可。

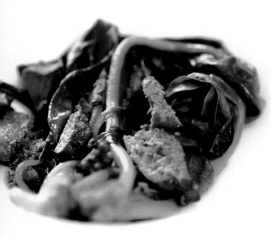

海苔牛肉

[材料]

芝麻30克，海苔60克，牛肉100克，麻油、盐、味精各适量。

[制作]

1 牛肉洗净，整块放入锅内，加水，开小火烧到酥为好，捞起冷却后切片。

2 将牛肉片放入容器内，加芝麻、麻油、盐、味精调味，拌匀后装盘。

3 在牛肉片上撒上撕碎的海苔即可。

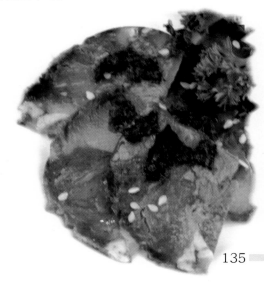

孕36周饮食宜忌

避免食用影响睡眠的食物

大部分准妈妈在怀孕最后几周睡眠不好。一方面是由于增大的子宫造成身体不适，另一方面也可能是怀着对胎儿即将到来的期待。这时期必须避免食用影响睡眠的食物，如茶、咖啡等富含咖啡因的食物。多吃蔬菜和水果，睡前准妈妈不要大吃大喝，以免影响睡眠。

多吃植物油

植物油不仅富含丰富的必需脂肪酸，还富含维生素E。维生素E可预防胎儿发育异常和肌肉萎缩。

补充铁元素

应注意动物肝脏的摄入量。孕晚期的铁元素补充也是很重要的。

限制能量的摄入，控制发胖

此时，应该限制脂肪和碳水化合物等热量的摄入，以免胎儿过大，影响顺利分娩。为了储备分娩时消耗的能量，应该多吃富含蛋白质、糖类等能量较高的食品。

停止服用钙剂和鱼肝油

由于胎儿的生长发育已经基本成熟，应该停止服用钙剂和鱼肝油，以免加重代谢负担。多吃含钙丰富的食物，如海带、虾皮、紫菜、发菜、芝麻酱、虾米等。

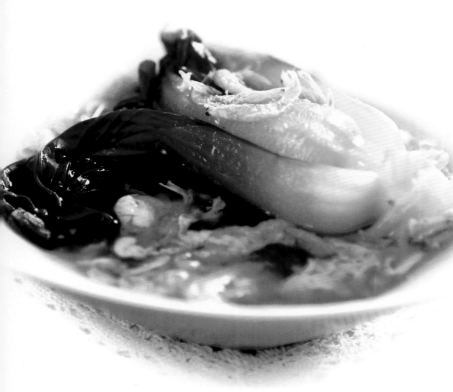

虾皮油菜汤

[材料]

油菜280克，海米、花生油各20克，姜丝、白糖、鲜汤、盐各适量，味精少许。

[制作]

1　海米用温水泡发好；将油菜择洗干净，切成段。

2　炒匙上火，放油烧热，下姜丝炝一下，再放入油菜翻炒，下海米，放盐、白糖、鲜汤，稍煮后放入味精，搅匀后盛入盘内。

红枣南瓜汤

[材料]

南瓜300克，水1000毫升，红枣50克，冰糖适量。

[制作]

1　将南瓜洗净后切成适当大小的块，红枣洗净待用。

2　锅内加水烧温，下入南瓜块和红枣。

3　大火烧开后转为中火，加入冰糖，再煮15分钟即可。

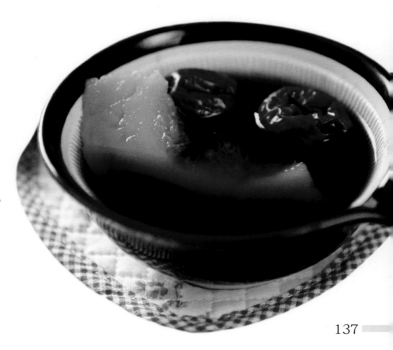

孕10月 胎儿和孕妈的变化

胎儿的变化

胎 重	3000～3500克
胎 长	51厘米

胎儿正以每天20～30克的速度增长体重，出生前将会达到3200～3500克。身体各部分器官已发育完成，其中肺部将是最后一个成熟的器官。此时的胎儿已完全具备生活在母体之外的条件。在孕期的38～40周，小宝宝随时都可能诞生。

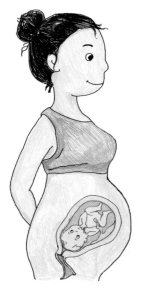

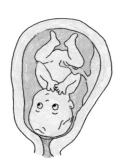

孕妈的变化

由于胎儿的位置有所降低，因此，准妈妈的腹部凸出部分会有稍减的感觉。膀胱受到压力，使准妈妈尿频、便秘加重，阴道分泌物也增多了。子宫收缩频繁，开始出现生产的征兆。

体 重	体重达到高峰期
子 宫	子宫收缩频繁，开始出现生产的征兆
乳 房	有更多乳汁从乳头溢出

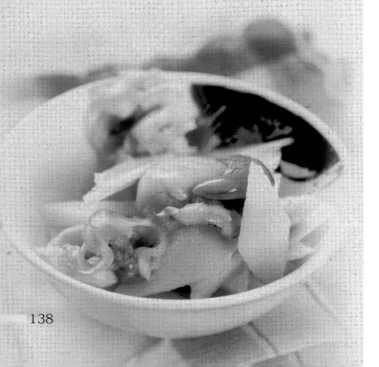

关键营养需求

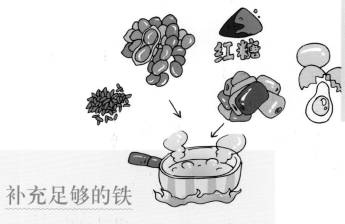

要补蛋白质、降油脂

临产期间，最好不吃不容易消化的油炸或肥肉类等油性大的食物。因为在此期间准妈妈会由于宫缩的干扰造成睡眠的不足，这使准妈妈胃肠道分泌消化液的能力降低，蠕动功能减弱，胃排空时间也由平时的4小时增加至6小时，极易存食，所以要尽量吃易消化的食物。

补充足够的铁

生产会造成准妈妈血液的流失。阴道生产的出血量为350~500毫升，而剖宫产的出血量最高可达到750~1000毫升。因此，这个阶段的补铁绝不可怠慢，补充量应为每日20~30毫克。

为顺利分娩，应补充足够的锌

在孕期，锌能维持胎儿的健康发育，并帮助准妈妈顺利分娩。而胎儿对锌的需求量在孕晚期达到最高。因此，准妈妈需要多吃一些富含锌元素的食物，如瘦肉、紫菜、牡蛎、鱼类、黄豆、核桃等，尤其是牡蛎，其含锌量非常丰富。

开始为产后哺乳做准备

到了孕晚期，打算母乳喂养的准妈妈就要开始为产后哺乳而储备营养。少吃会抑制乳汁分泌的食物，比如韭菜、麦芽、人参等食物，多吃能催乳的食物。

孕37周饮食宜忌

可适当吃些淡水鱼

孕37周，准妈妈可以吃一些淡水鱼，有促进乳汁分泌的作用，可以为宝宝准备营养充足的初乳。

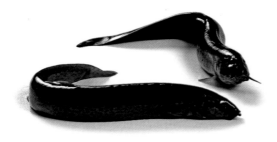

控制饮食，防止过重

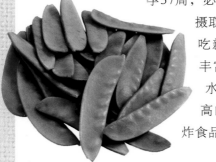

孕37周，必须限制碳水化合物的摄取，以免胎儿过大。多吃新鲜蔬菜和含蛋白质丰富的食物，少吃含碳水化合物、脂肪含量很高的食品，如甜品、油炸食品、甜饮料、水果等。

每次吃动物肝脏不宜超过25克

动物肝脏是补铁的首选，但这绝对不意味着准妈妈应该大量食用动物肝脏。研究表明，准妈妈若过多食用动物肝脏，可能会对胎儿产生致畸作用。因此，准妈妈不宜多吃动物肝脏及其制品。最好每周吃动物肝脏不要超过2次，以每次25克左右为宜。

补锌有助于顺产

准妈妈每天摄取的锌越多，其顺产的机会越大，反之，准妈妈剖宫产或借助产钳的机会就会增加。对于大多数准妈妈来说，通过食物补充锌是最有效、也是最安全的。准妈妈可以经常吃些动物肝脏、肉、蛋、鱼及粗粮、豆类，这些都是含锌比较丰富的食物。另外，像核桃、瓜子、花生都是含锌较多的小零食，每天最好都吃些。还有一种水果是补充锌非常好的来源，那就是苹果。孕妇每天吃1~2个苹果就可以满足锌的需要量。

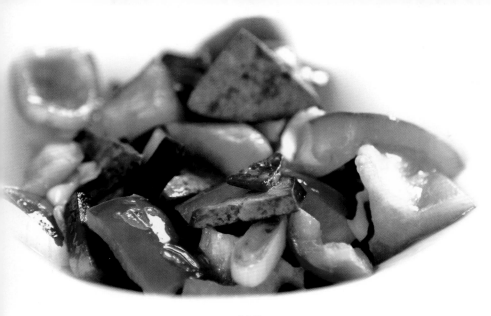

家常炒猪肝

[材料]

猪肝300克，青椒200克，葱、蒜、植物油、盐、味精、酱油、耗油、料酒各适量。

[制作]

1 将青椒切成滚刀块；新鲜猪肝切成薄片；蒜切片，葱切丝。

2 将切好的猪肝放入小碗中，加盐、味精、酱油、耗油、料酒拌匀，腌制几分钟。

3 锅中加油，烧热，将腌制好的猪肝倒入锅内，滑炒至熟后出锅待用。

4 锅内重新热油，倒入青椒、蒜片、葱丝，加盐炒熟。再倒入炒好的猪肝翻炒均匀出锅即可。

三杯鸡块

[材料]

九层塔60克，鸡腿1只，葱、姜、红辣椒、蒜、黑醋、甜米酒、酱油，香麻油各少许。

[制作]

1 九层塔择下叶片洗净；葱洗净切段；大蒜、姜去皮，红辣椒去蒂，均切碎末。鸡腿洗净，剁成小块状，加入酱油、黑醋、甜米酒浸泡约1小时。

2 爆香葱、姜、蒜和红辣椒，放入鸡块，大火炒至微黄，加酱油使颜色更深，再加入水，小火焖煮，加入九层塔焖熟，淋少许香麻油即可盛出。

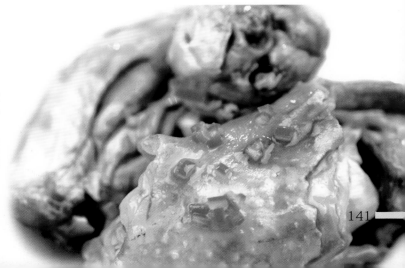

孕38周饮食宜忌

根据产程选择食物

在第一产程中，由于时间比较长，产妇睡眠、休息、饮食都会由于阵痛而受到影响，为了确保有足够的精力完成分娩，产妇应尽量进食。食物以半流质或软烂的食物为主，如鸡蛋挂面、蛋糕、面包、粥等。

快进入第二产程时，由于子宫收缩频繁、疼痛加剧、消耗增加，此时产妇应尽量在宫缩间歇摄入一些果汁、藕粉、红糖水等流质食物，以补充体力，帮助胎儿的娩出。

邻近分娩时，应该选择能够快速消化、吸收的高糖或淀粉类食物，以快速补充体力。

避开影响情绪的食物

本周要继续频繁地吃东西，每次少吃，避免食用影响情绪的食物，如咖啡、油炸食物，以免体内的激素分泌发生改变。

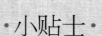

·小贴士·

适合临产孕妇的食物：巧克力、红糖水、牛奶、藕粉、苋菜粥、空心菜粥、坚果等。

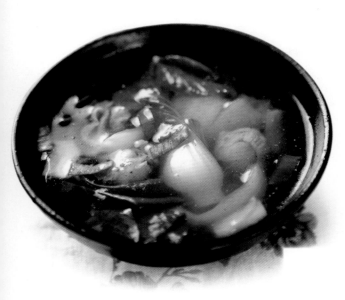

淡菜汤

[材料]

淡菜500克，油菜心200克，料酒10克，盐3克，葱段8克，姜片5克，胡椒粉1克，猪油15克。

[制作]

1 淡菜用热水浸泡，去杂洗净，放入碗中。

2 烧热锅，加入猪油，先将淡菜下锅，加入清水、盐、料酒、葱段、姜片、胡椒粉，煮开后加入油菜心稍煮。

3 拣出葱段、姜片即成。

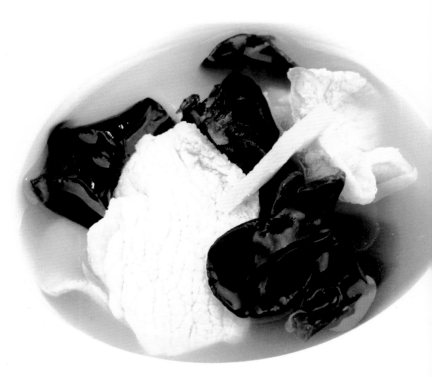

黑木耳肉羹汤

[材料]

里脊肉100克，干黑木耳40克，姜3～5片，酱油、麻油、淀粉、盐、黑胡椒粉各少许。

[制作]

1 里脊肉切块，用刀背将肉拍松，放入碗中，加酱油和麻油腌泡，待烹调前捞出沾裹上淀粉做成肉羹备用。

2 黑木耳泡3～4小时择净。

3 锅中加水，放入黑木耳及姜片煮半小时左右，至黑木耳微软，加入里脊肉烫煮熟，再加盐即可。

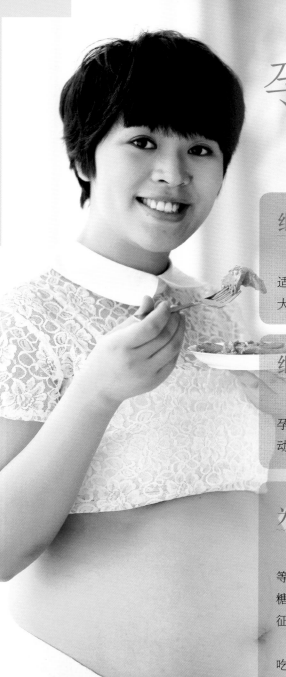

孕39周饮食宜忌

继续控制盐的摄入量

孕39周，请准妈妈继续控制盐的摄取量，以减轻水肿的不适。由于准妈妈的胃部容纳食物的空间不多，所以不要一次性地大量饮水，以免影响进食。

继续补钙

妊娠全过程都需要补充钙，但胎儿体内的钙一半以上是在怀孕期最后2个月储存的。如9个孕月里钙的摄入量不足，胎儿就要动用母体骨骼中的钙，致使准妈妈发生软骨病。

为分娩储备能量

为了储备分娩时消耗的能量，你应该多吃富含蛋白质、糖类等能量较高的食品，还要注意食物口味清淡、易于消化。蜂蜜是糖类物质精品，准妈妈食用后能有效预防或改善妊娠高血压综合征、妊娠贫血、妊娠合并肝炎、痔疮、便秘、失眠等疾病。

饮食要平衡，适当增加一些副食品的种类及数量。提倡每天吃1~2个鸡蛋，多吃蔬菜水果、动物肝脏、海带、豆类、花生、芝麻、糙米、小米、玉米等，膳食要均衡，注意粗细粮搭配，荤素菜搭配。

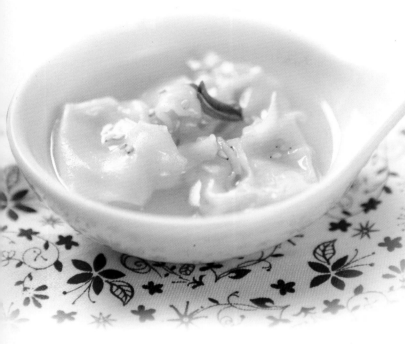

鱼肉馄饨

[材料]

鱼肉、干淀粉各300克，猪肉馅儿350克，盐、绍酒、绿叶菜（韭菜、香菜均可）、葱花、鸡油各适量。

[制作]

1 将鱼肉剁成膏，加盐拌匀，做成18个鱼丸。砧板上放干淀粉，把鱼丸放在干淀粉里滚动，用擀面杖做成直径7厘米的鱼肉馄饨皮。

2 将猪肉馅儿做成18个馅心，用鱼肉馄饨皮卷好捏牢。

3 旺火烧锅，放入清水烧沸，下馄饨，用筷子轻搅，以免黏结。用小火烧到馄饨浮上水面5分钟左右，即可捞出。

4 在汤中加盐和绍酒，烧沸后放入绿叶菜（韭菜、香菜均可），倒入盛有馄饨的碗中，撒葱花，淋鸡油即可食用。

烧虾片

[材料]

大虾400克，胡萝卜片少许，蛋白1个，猪油750克，绍酒1大匙，盐、味精、葱、姜末各少许，淀粉适量。

[制作]

1 大虾去头、尾、皮，挑除沙线，洗干净，片成片装碗，加入少许盐调味，蘸上"蛋清浆"，下入油锅，滑散倒入漏匙。

2 留少许底油，用葱、姜末炝锅，烹绍酒，下入虾片、胡萝卜片翻炒，加入盐、味精，用水淀粉勾芡，淋明油，出锅即可。

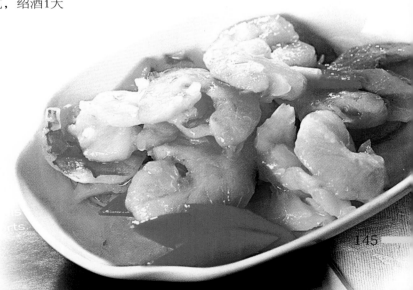

孕40周饮食宜忌

临产期间吃易消化的食物

临产期间，由于宫缩的干扰及睡眠的不足，产妇胃肠道分泌消化液的能力降低，蠕动功能也减弱，吃进的食物从胃排到肠里的时间（胃排空时间）也由平时的4小时增加至6小时，极易存食。因此，最好不吃不容易消化的油炸或肥肉类油性大的食物。临产时，若产妇恶心、呕吐、进食过少时，应及时报告医生。

临产前还可以准备一些容易消化吸收、少渣、味鲜可口的食物，如面条鸡蛋汤、面条骨汤、牛奶、酸奶、巧克力等食物，同时注意补充水分。尽量让自己吃饱吃好，为分娩准备足够的能量。

产前可常喝汤

如果你准备给宝宝哺乳，孕40周时就要保证每天80～100克的蛋白质。产前可以常喝莲藕、红枣、章鱼干、绿豆、猪爪一起煲的汤。莲藕性平，健脾开胃，益血生肌；红枣性温，补脾合胃，益气生津。

否则吃不好、睡不好、紧张焦虑，容易导致疲劳，很可能引起宫缩乏力、难产、产后出血等危险情况。

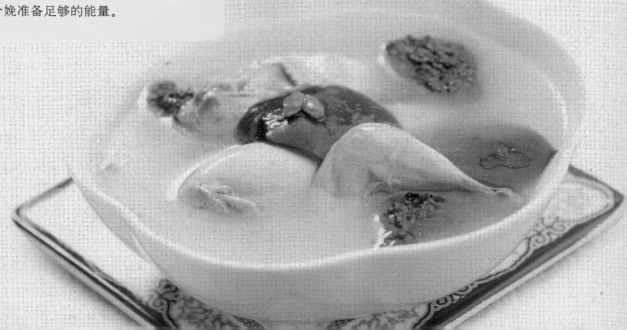

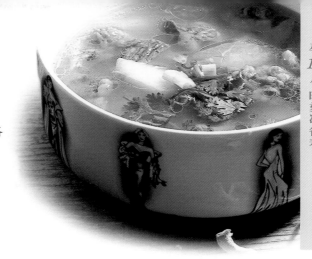

冬瓜炖羊肉

[材料]

冬瓜250克，羊肉200克，香菜25克，香油、盐、胡椒粉、味精各1小匙。

[制作]

1 羊肉切成小块；冬瓜去皮、瓤洗净切成块，一同下沸水焯烫透，捞出沥净水分；香菜择洗净，切末备用。

2 汤锅上火烧开，下入羊肉，葱、姜、盐，炖至八成熟时，再放入冬瓜，将葱、姜块拣出不要，加味精，撒胡椒粉、香菜末，淋香油，出锅装盘即可。

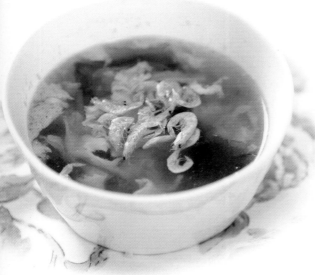

虾皮紫菜蛋汤

[材料]

紫菜10克，鸡蛋1个，虾皮、香菜、花生油、盐、葱花、姜末、香油各适量。

[制作]

1 将虾皮洗净；紫菜用清水洗净，撕成小块；鸡蛋磕入碗内打散；香菜择洗干净，切成小段。

2 将炒锅置火上，放油烧热，下入姜末略炸，放入虾皮略炒一下，添水200克，烧沸后，淋入鸡蛋液，放入紫菜、香菜、盐、葱花即可。

莲藕排骨汤

[材料]

莲藕、排骨各300克，盐1小匙。

[制作]

1 排骨洗干净，放入滚水中氽烫，捞出。

2 莲藕去皮，切约1厘米厚片。

3 排骨、莲藕放入锅中，加入半锅冷水，中火煮开，改小火慢熬1～1.5小时，熬煮至排骨熟烂，加入盐调匀即可盛出。

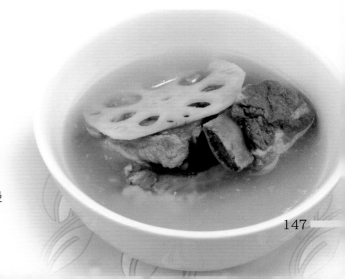

孕期常见不适的饮食调理

先兆流产

　　孕早期发生先兆流产的可能性还是比较大的，所以准妈妈应该注意，一旦出现阴道流血或腹痛等状况就应该马上去医院检查，因为这有可能就是先兆流产的迹象。在检查时，为了减少对子宫的刺激，尽量少做没有什么必要的阴道检查项目。

生活宜忌

　　1.多吃些瓜果蔬菜和巧克力，流产的危险会大大降低。尽量少食多餐，须保证大便通畅，避免肠胃不适。

　　2.准妈妈们出门最好穿平底鞋，孕期尽量不要外出旅游，避免振动的工作环境。做家务时避免危险性动作，如登高。充分的休息，切勿过度劳累，不要做过重的体力劳动，尤其是增加腹压的负重劳动，如提水、搬重物。

　　3.远离烟酒及易造成流产的食物，如芦荟、螃蟹、甲鱼、薏米、马齿苋等，这些食物都可促使子宫收缩，因而有诱发流产的可能；不吃辛辣等刺激性食品。

　　4.在孕早期，胎盘的附着尚不牢靠，宫缩非常容易导致流产，所以妊娠早期应禁止性生活。

　　5.保持心情愉快，情绪稳定，避免紧张、焦虑、恐惧、气愤等不良情绪。

　　6.生殖道炎症也是诱发流产的原因之一，准妈妈每晚都应清洗外阴，必要时每天清洗2次。

食疗菜谱

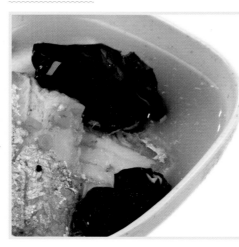

木耳马蹄带鱼汤

[材料]

带鱼1条，马蹄10只，木耳60克，姜片12克，葱段4条，鸡精6克，盐5克，胡椒粉少许。

[制作]

1　将带鱼剖洗干净，去掉头、尾，切成段；马蹄去皮；木耳切片。

2　在锅内倒入食用油，放入带鱼段，用中火煎香，捞起滤油。

3　在锅中加适量清水，放入马蹄、木耳、姜片、葱段，水滚后加入煎好的带鱼段，煲2小时后，加入盐、鸡精、胡椒粉调味。

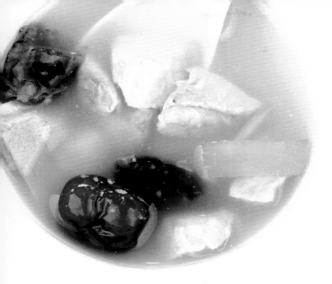

艾叶羊肉汤

[材料]

艾叶40克，羊肉300克，红枣10粒，姜2～4片，盐1小匙，米酒1大匙，水3～4杯。

[制作]

1 羊肉洗净，切成3厘米见方的小块，放入滚水中汆烫，捞出备用。

2 艾叶、羊肉、姜片、红枣放入电锅内锅中，加入盐和米酒，外锅加2杯水，炖煮至开关跳起即可。

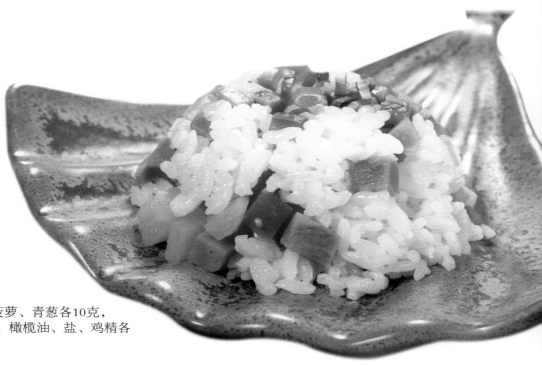

素花炒饭

[材料]

胡萝卜50克，甜椒20克，菠萝、青葱各10克，火腿肉30克，大米饭100克，橄榄油、盐、鸡精各1小匙。

[制作]

1 将胡萝卜、甜椒、菠萝、火腿肉切丁；青葱切成葱花备用。

2 把葱花与胡萝卜丁、米饭及橄榄油、盐、鸡精，用小火炒散。

3 再加入甜椒、菠萝火腿肉，炒均匀后即可食用。

孕期呕吐

呕吐是多数孕妇都会经历的过程，敏感的女性在很早的时候就有可能产生孕吐。孕早期的呕吐主要是由于绒毛膜促性腺激素的升高、黄体酮增加引起胃肠蠕动减慢、胃酸分泌减少引起消化不良等原因。呕吐有时也会受不良情绪的影响，可能会发生在一天中的每一个时刻，这是怀孕的正常表现。

生活宜忌

1.避免精神过度紧张，身心放松，注意休息。妊娠反应是生理反应，多数准妈妈经过一两个月就会过去，因此，要以"向前看"的心态度过这一阶段。当准妈妈感到身体不适时要及时休息，还要学会转换情绪，多做自己喜欢做的事情，例如看看自己的婚纱照或整理一下自己的心爱之物等，这样可以使准妈妈自我感觉良好，心情愉快，减轻妊娠呕吐所带来的反应。

2.在饮食方面，准妈妈最好是能吃什么就吃什么，能吃多少就吃多少。这个时期，胎儿的营养供给很重要，如果得不到充分保障，会严重影响胎儿的成长发育。饮食不要求规律，想吃就吃，可少食多餐，不必过多考虑食物的营养价值，避免胃内空虚，可备些饼干、点心等随时食用，这样可以缓解恶心呕吐。根据个人爱好调味，以增进食欲，避免不良气味刺激，如炒菜味、油腻味等。

3.便秘能加重早孕反应程度，所以准妈妈要特别提防便秘。要多吃蔬菜、水果，注意补充水分，可以饮水果汁、白糖水、盐水或淡茶水等。通过利尿，可将体内有害物质从尿中排出。

食疗菜谱

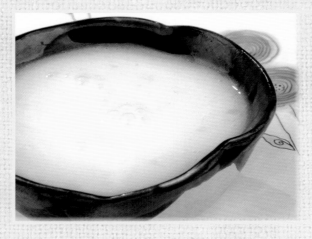

姜汁糯米糊

[材料]

生姜汁3汤匙，糯米150克。

[制作]

1 将糯米和生姜汁共同放入锅中，用小火翻炒，炒熟后倒出，待糯米稍冷却后用石磨研成细粉。

2 食用时用开水将粉调成糊状即可。

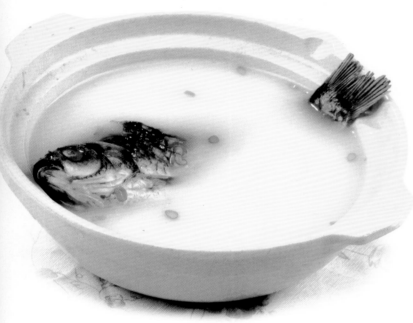

砂仁鲫鱼汤

[材料]

鲫鱼2条（约600克），砂仁5克，葱段、生姜、料酒、盐、胡椒粉、植物油各适量。

[制作]

1　将鲫鱼洗涤整理干净，把砂仁塞入鱼腹中。

2　把锅放在火上，在锅内倒入适量食用油烧热，加入生姜、葱段煸香，放入鲫鱼略煎，烹入料酒，加清水大火烧开，再改中火烧至汤汁呈乳白色，加入盐、味精、撒入胡椒粉即成。

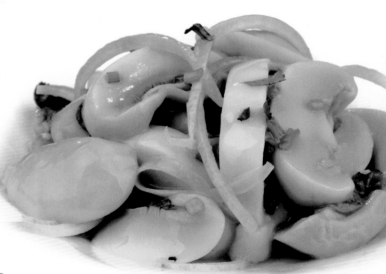

青柠口蘑

[材料]

口蘑120克，青柠1只，香菜少许。

[制作]

1　口蘑在盐水中浸泡片刻后洗净，待用。

2　将洗净的口蘑放入锅中翻炒五六分钟，再淋入现榨柠檬汁，翻炒片刻后装盘。

3　最后在口蘑中放入碎香菜、柠檬皮丝及盐调味即可。

孕期糖尿病

妊娠糖尿病会使准妈妈平时正常的血糖值突然变高，但准妈妈却没有任何不适感觉。如果置之不理，准妈妈极容易发生感染、流产、早产、死产、羊水过多、巨大儿等危害。

生活宜忌

1.妊娠初期不需要特别增加热量，中、后期必须依照孕前所需的热量，再增加300千焦/日。

2.少食多餐，不宜一次吃得太饱。将每天应摄取的食物分成5～6餐，特别要避免晚餐与隔天早餐的时间相距过长，睡前要补充点心。

3.应尽量避免食用加有蔗糖、白糖、果糖、葡萄糖、冰糖、蜂蜜、麦芽糖的含糖饮料及甜食，以避免餐后快速的血糖增加。

4.尽量选择纤维含量较高的未精制主食，可更有利于血糖的控制。

5.减少油脂摄入。烹调用油以植物油为主，减少油炸、油煎、油酥食物，以及动物皮、肥肉等。

6.适量的运动对控制血糖有帮助，正餐后应散步20～30分钟。

食疗菜谱

卤汁茄子

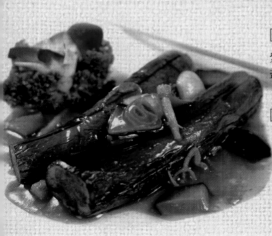

[材料]

紫皮茄子400克，洋葱50克，香菜、香菇各30克，料酒1大匙，老抽1/2小匙，盐、生抽、胡椒粉、香油、蒜、姜、葱各1小匙。

[制作]

1 茄子洗净，在表皮上用刀竖着浅划4刀；葱、姜切片，蒜拍扁；香菜去掉茎、叶，取菜根洗干净，用水焯一下；香菇洗干净，用开水焯一下。

2 坐锅点火，倒入油，油至四成热时加入葱片炒至变色，放入香菜根、香菇、蒜片、姜片略炒，再加入鲜汤煮半小时。

3 茄子沥干水分，放入汤中加盐、料酒、老抽、生抽、酱油、胡椒粉、香油等，用小火煮10分钟即可。

黄豆炖排骨

[材料]

黄豆100克，排骨500克，盐1/2小匙。

[制作]

1 把黄豆和排骨洗干净。

2 坐锅点火，锅内加入清水，放入排骨和黄豆，先大火烧开再小火煨20分钟，最后放盐调味即可食用。

·小贴士·

豆类含大量的膳食纤维，可有效阻止糖的过量吸收，起到预防糖尿病的作用。豆类含有的豆固醇和钾、镁，可控制体内钠的数量，降低胆固醇，防治妊娠高血压及冠心病。准妈妈常食用豆类食物，可强身健体，增强免疫力。

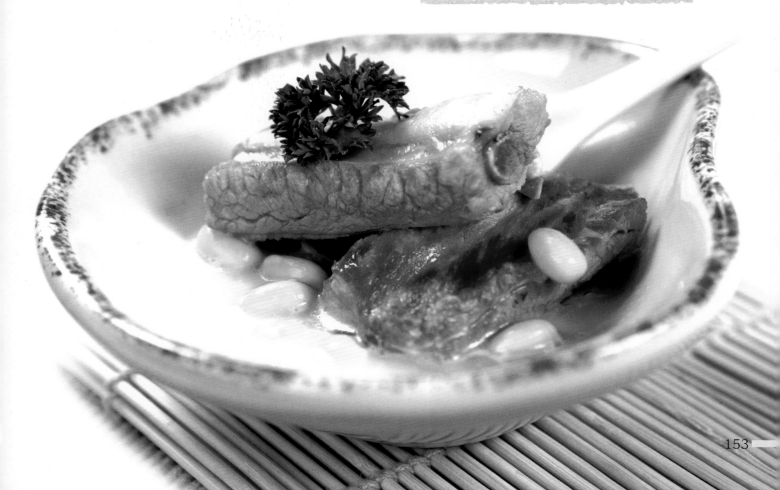

孕期高血压

孕期高血压多发生在妊娠的中、晚期，主要症状为血压升高、头昏、头痛、腹痛，眼花、尿少、下肢或全身水肿等，严重时可引起抽风、昏迷。

生活宜忌

1.定时做产前检查是及早发现妊娠期高血压综合征（简称妊高征）的最好方法。

2.大量摄取优质蛋白质、钙和植物性脂肪，蛋白质不足时会使血管弹性变差，加重病情，同时注意摄取有利于蛋白质吸收的维生素和矿物质。

3.不要有精神压力，保持平和的心态也是杜绝妊高征的重要手段。

4.治疗妊高征最有效的方法是坚持卧床休息。取左侧卧位，使子宫血液流通更加顺畅，增加肾脏血流量，使水分更容易排出。

5.避免过度劳累，保证休息时间，每天的睡眠时间应保证8小时左右，可降低妊高征的发生概率。

6.盐分摄入过多会导致血压升高，影响心脏功能，引发蛋白尿和水肿。因此，要严格限制食盐的摄取，每天不要超过7克。

食疗菜谱

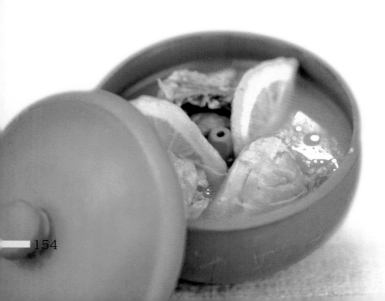

柠檬鸭汤

[材料]

光鸭1只，柠檬1个，姜3片，盐、糖各少许。

[制作]

1 柠檬洗净，切薄片；光鸭去除内脏，切除鸭尾。

2 将光鸭放入开水锅中煮7分钟，取出洗净。

3 锅内加适量清水烧开，放入姜片、鸭，大火煲滚后，改用小火煲2小时。将柠檬片放入，再煲约半小时，放入盐、糖拌匀调味即可。

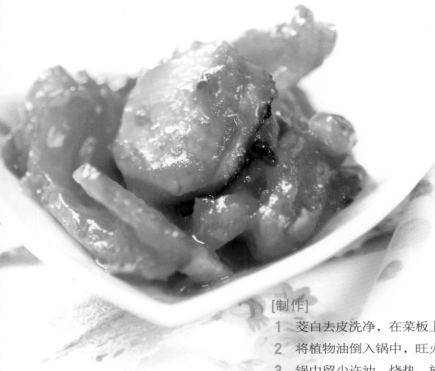

番茄汁茭白羹

[材料]

茭白3根，番茄2个，植物油、盐、白糖、番茄酱、味精各适量。

[制作]

1 茭白去皮洗净，在菜板上拍松，切成长条备用；番茄洗净，切瓣。

2 将植物油倒入锅中，旺火烧至七成热，下茭白炸至淡黄色，捞出沥干。

3 锅中留少许油，烧热，放入番茄酱煸炒，加入鲜汤、盐、白糖，煮开。

4 放入番茄瓣和炸过的茭白，加盖用小火焖烧至汤汁浓稠，用味精调味。

桂圆红枣鸡汤

[材料]

桂圆25克，红枣8～10颗，鸡肉块适量，水3～4碗。

[制作]

1 红枣洗净，以清水泡开待用。

2 鸡肉块汆烫捞起，略洗一下。

3 把红枣、桂圆及鸡肉块一起置入炖锅内，加水，先以大火煮开后，转小火将肉炖烂即可。

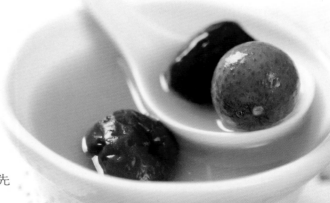

孕期感冒

病毒性感冒是冬、春两季流行的常见病，轻症仅有鼻塞、流清水样鼻涕、头痛和咳嗽；重症可发高热，并伴有四肢酸痛等。

生活宜忌

1. 准妈妈特别容易感冒。感冒时，一般不要使用抗生素之类的药物，尤其是在怀孕初期，使用药物有可能会对正在发育的胎儿产生影响。

2. 保证身体自身的抵抗力，加强锻炼。

3. 萝卜中的萝卜素对预防、治疗感冒有独特作用。可以清热、解毒、祛寒，防治感冒。

4. 少吃含钠的食盐，可提高唾液中溶菌酶的含量，保护口腔、咽喉部黏膜上皮细胞，让其分泌出更多的免疫球蛋白A及干扰素来对付感冒病毒。

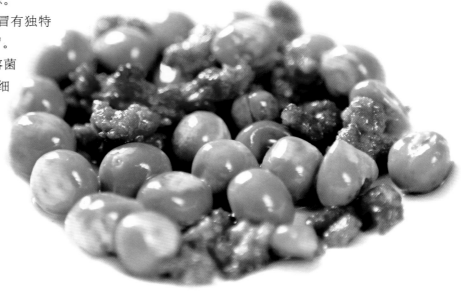

食疗菜谱

肉末炒豌豆

[材料]

鲜嫩豌豆300克，猪肉150克，植物油、酱油、盐、葱末、姜末各适量。

[制作]

1 将猪肉剁成末；豌豆洗净，控干水分。

2 将植物油放入锅内，热后下入葱末、姜末略煸，下入猪肉末，并加入酱油煸炒，然后把豌豆和酱油、盐放入锅内，用旺火快炒，熟后出锅即成。

排骨蘑菇汤

[材料]

排骨500克，鲜蘑菇、番茄各100克，料酒、盐各适量。

[制作]

1 排骨用刀背拍松，再敲断骨髓，加适量盐、料酒腌约15分钟；番茄、蘑菇洗净、切片备用。

2 锅中加适量水，烧开后放入排骨，撇去浮沫，加入适量料酒，用小火煮约30分钟。

3 倒入蘑菇片再煮10分钟，放盐调味后，加入番茄片，煮沸即可食用。

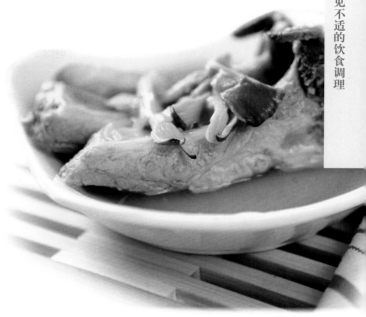

甜椒炒牛肉

[材料]

牛肉200克，甜椒150克，酱油、姜、盐、鸡精、料酒、淀粉、水淀粉、甜面酱各适量。

[制作]

1 将牛肉洗净，切成小块，放入盐、料酒、淀粉搅拌均匀；把甜椒、姜切成小块。

2 锅内放少许油，倒入甜椒，炒至半熟，盛出。

3 锅中倒入少许油，把牛肉倒入炒散。加入甜面酱、甜椒、姜炒出香味，再加入酱油、盐、鸡精，用水淀粉勾芡。

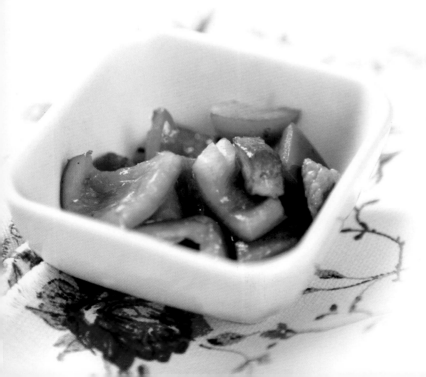

孕期失眠

增大的子宫使准妈妈翻身困难，睡觉容易疲劳。另外，害怕分娩带来的痛苦而过于紧张和恐惧等都是造成准妈妈彻夜不寐的常见原因。

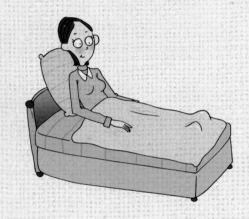

生活宜忌

1.饮食宜多样化，避免长期重复摄取某种食物。

2.少吃精淀粉类食物，如白面包、白米饭、甜食等。

3.在日常饮食中，要注意控制盐分的摄入。

4.晚饭应安排在睡前4小时，并尽量不要吃易增加腹胀感的食物，如土豆、玉米、山药等。晚间不要喝太多的汤。

5.晚饭后到入睡前不要过多饮水。

6.睡前避免吃巧克力，喝咖啡、茶、可乐等，更不能喝酒。可在睡前喝一杯牛奶或一碗燕麦粥，有助于促进入睡。

7.临睡前泡一个温水浴，穿全棉的睡衣；上床后再做几次深呼吸，并放松全身，对睡眠会很有帮助。

8.平日里要适当运动，并注意保持心情舒畅。

食疗菜谱

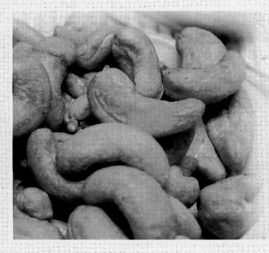

蜜汁腰果

[材料]

腰果200克，白糖适量。

[制作]

1 将腰果洗净，放入开水中煮5分钟，捞出，沥干水分。

2 汤锅加热，倒入清水，加白糖煮开后，放入腰果，用小火煮至颜色呈琥珀色，待汤汁微稠时捞出，沥干，放凉。

3 炒锅倒油，加热，待油至五成热时，倒入腰果，用小火炸至金黄色即可。

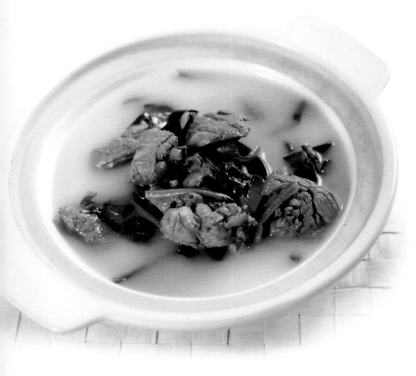

菠菜鸡煲

[材料]

鸡半只，菠菜100克，香菇4朵，葱末、姜末、冬笋、蚝油、酱油、糖、盐、淀粉、植物油各适量。

[制作]

1 鸡洗净剁成小块；菠菜洗净，用沸水焯一下，切段；香菇洗净，切成块；冬笋切成片。

2 锅中放油烧热后，用葱末、姜末爆香，加入鸡块、香菇及蚝油翻炒片刻。

3 放入料酒、盐、糖、酱油及冬笋，不停翻炒，炒至鸡熟烂。

4 菠菜放在砂锅中铺底，将炒熟的鸡块倒入砂锅中炖熟烂即可。

芝麻粥

[材料]

黑芝麻10克，大米30克，砂糖适量。

[制作]

1 先将黑芝麻炒熟后，备用。

2 大米淘洗干净放入锅中，再加入适量开水煮至米酥汤稠。

3 在粥中加入黑芝麻，继续煮一小会儿，加入砂糖拌匀即可。

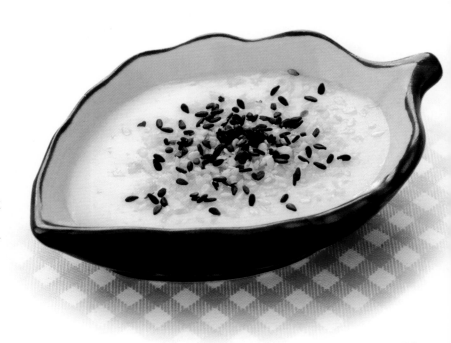

孕期咳嗽

怀孕期间咳个不停，是许多准妈妈曾有的惨痛经验，捧着肚子，不敢用力咳，生怕宝宝会提早报到。若一不小心咳到尿失禁，更是令人困窘。若咳得太多或太过激烈，使腹压增加，会导致流产或早产。

孕期咳嗽多由感冒引起，然而有些孕妇咳嗽则不是由感冒引起的。这些准妈妈原本体质就比较阴虚，只要一怀孕就会咳嗽，一直咳到宝宝出生为止，这样就大大损害了宝宝的健康。

生活宜忌

1.不要吃糖果、饼干等甜食，以及生冷、干燥、易上火的食物，如花生、瓜子、油炸食物等也应禁食。

2.多喝温开水，将温开水含在口中也有很好的止咳效果。

3.孕期出现咳嗽应尽快到医院去检查一下，在医生的指导下进行治疗，不能自行用药，以免对胎儿造成影响。

食疗菜谱

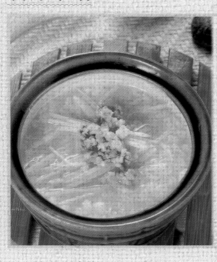

冬笋肉粥

[材料]

冬笋、大米各100克，猪肉末50克，盐1/2小匙，姜末5克，麻油3大匙。

[制作]

1 将冬笋切细丝余烫后投凉，备用。

2 热锅放入麻油，下猪肉末煸炒一会儿后，加入冬笋丝、姜末、盐，翻炒使其入味，盛入碗中备用。

3 将洗干净的大米熬粥，等到粥将熟时加入冬笋丝、猪肉末，稍煮即可食用。

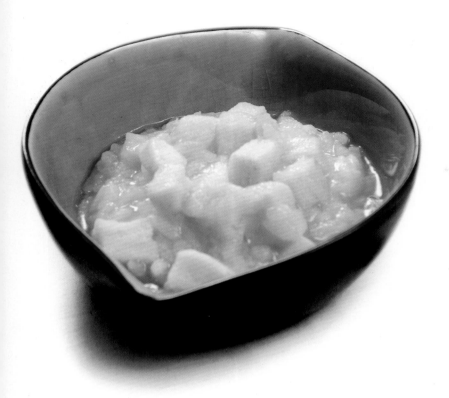

冰糖银耳汤

[材料]

雪梨1/2个，银耳10克，冰糖少许。

[制作]

1　雪梨洗净去核，切丁；银耳泡涨，与雪梨丁一起放入清水里炖。

2　炖20分钟后，加入冰糖，搅拌均匀即可食用。

核桃鸡花

[材料]

鸡胸脯肉100克，核桃仁30克，蛋清、鸡汤、葱末、姜末、白糖、淀粉、酱油、植物油各适量。

[制作]

1　将鸡胸脯肉切成2厘米见方的小块；核桃仁用热水浸泡，剥去外皮。

2　将鸡汤、葱末、姜末、白糖、盐、酱油调成料汁。

3　锅置火上，放植物油烧至四成热，将鸡胸脯肉用蛋清、淀粉上浆，放入油锅滑炒一下，捞出沥干油。

4　锅底留余油，倒入滑炒的鸡肉、核桃仁，再倒入兑好的料汁，炒匀即可。

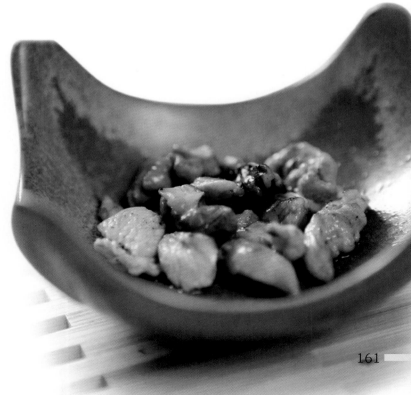

孕期腿抽筋

孕期抽筋是孕期不适症候群中的一种病态现象，通常发生在夜间，一般是腓肠肌（俗称小腿肚）和脚部肌肉发生痛性收缩，或者是在清晨起床时，可能伸个懒腰脚底、小腿、腹部、腰部肌肉就抽筋了。

生活宜忌

1.饮食要多样化，多吃含钙丰富的食物，如牛奶、虾皮、软骨等。少吃腌制、加工的食物。

2.平时要穿软底鞋，不宜走路太多，以免让腿部肌肉过于劳累。

3.为防止夜间腿抽筋，可在睡前对腿部和脚部进行按摩，也可用热水洗脚、洗腿后再睡。泡脚时，水量最好没到小腿肚以上。另外，用湿热毛巾热敷一下小腿，也可减少抽筋。

4.发生抽筋时，立即用手抓住抽筋一侧的大脚趾，再慢慢伸直脚背，接着用力伸腿，抽筋会得以缓解，或者用双手使劲按摩小腿肚子。

5.睡觉时注意调整好睡姿，伸懒腰时两脚不要伸得过直，并注意下肢的保暖。

6.适当进行户外活动，多晒太阳。

食疗菜谱

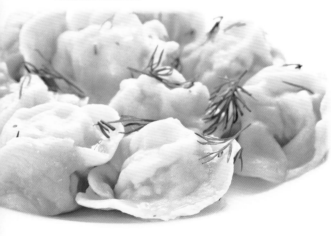

小白菜水饺

[材料]

面粉500克，小白菜、猪肉馅儿，香油、酱油、盐、葱末各适量。

[制作]

1 将500克面粉倒入盆中，加适量清水拌匀后，和成面团，饧发约20分钟。

2 小白菜洗净、剁碎；猪肉馅儿加入葱末、酱油和香油拌匀，再放入小白菜和盐拌匀，制成馅儿料。

3 面团搓成长条状，再揪成大小均匀的面剂子，擀成饺子皮，包入馅儿料，最后放入沸水中煮熟即可。

虾片粥

[材料]

大米50克，对虾30克，水适量，花生油1大匙，葱花15克，淀粉10克，盐、酱油、砂糖各1小匙。

[制作]

1　将大米洗净，放入盆内浸泡，加少许盐拌匀。

2　将大虾去壳挑出沙肠，洗净，切薄片，盛入碗内，放淀粉、花生油、酱油、砂糖和少许盐，拌匀上浆。

3　锅置火上，放水烧开，倒入已浸泡好的大米，再开后小火熬煮40～50分钟，至米粒开花，汤汁粘稠时，放入浆好的虾肉片，用大火烧开。

4　分碗盛出，撒上葱花即可喂食。

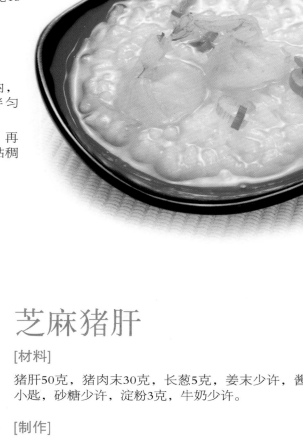

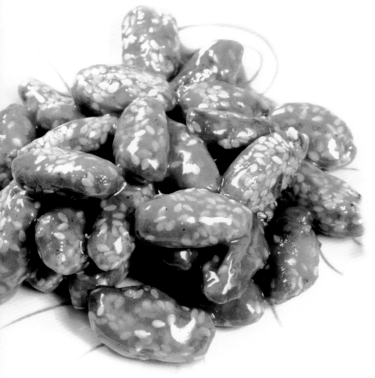

芝麻猪肝

[材料]

猪肝50克，猪肉末30克，长葱5克，姜末少许，酱油1/2小匙，砂糖少许，淀粉3克，牛奶少许。

[制作]

1　将猪肝浸泡在牛奶中约10分钟，以除去血汁，然后煮熟，捣碎。

2　将猪肉末、猪肝和切碎的长葱、姜末、酱油、砂糖、淀粉充分混合，再做成椭圆形，撒上白芝麻，再放入加有少许植物油的锅中烧熟即可。

孕期牙龈炎

怀孕期间，牙齿或牙龈会变得脆弱，因此，有些人误认为胎儿所需的钙全部是从母体的牙齿里所获得，这种说法并没有任何科学依据。大部分情况下，是由于怀孕时疏于口腔清洁，所以容易出现蛀牙或牙龈发炎。当然，有时激素的变化会削弱牙龈组织的抵抗力或减少唾液分泌量，因此，导致牙龈发炎或牙周病。

生活宜忌

1.早晚必须各刷一次牙。餐后及时用漱口水漱口。

2.在对牙刷的选择上，准妈妈要挑选那些刷毛软且刷头小的产品。

3.在孕期经常去口腔科进行检查，彻底洗牙。

4.应充分摄取维生素B_2，多吃富含维生素C的食物。

5.平时可做上下叩齿动作。这样不仅能增强牙齿的坚固性，同时可增加口腔唾液分泌量，其中的溶菌酶具有杀菌、洁齿作用。

6.准妈妈如果牙齿出现病症，要避免使用的药物有镇静剂、止痛药、抗生素，尤其是四环霉素，它会导致胎儿的牙齿生长发黄。无论使用何种药物，都必须听从医生的建议。

食疗菜谱

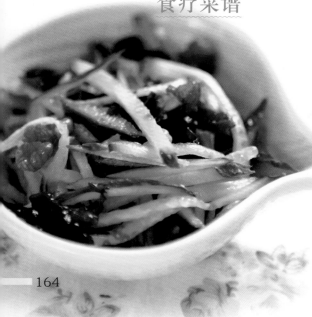

黄瓜拌木耳

[材料]

干木耳30克，黄瓜3根，核桃仁适量，盐、生抽各1/2小匙，橄榄油、蒜蓉汁、醋各1小匙，植物油1大匙。

[制作]

1 木耳用温水泡发好，洗净，用手撕成小朵；核桃仁用热水烫一下，去外皮；黄瓜去皮，洗净，拍松后切成碎块。

2 炒锅烧热，加植物油，三四成热时放入核桃仁炒熟，捞出，凉凉后切碎。

3 将木耳、黄瓜块、核桃仁拌匀，再放入蒜蓉汁、盐、橄榄油、醋、生抽调味后拌匀，即可食用。

清香小炒

[材料]

南瓜半个，莴笋1棵，干木耳20克，油菜2棵，葱花、姜末各适量，盐、料酒各1小匙，植物油1大匙。

[制作]

1 将南瓜洗净，去瓤，切成片；莴笋剥去外壳，洗净，切片；木耳用清水泡发，撕成小朵；油菜洗净，掰开。

2 将南瓜片、莴笋片、木耳、油菜分别用沸水焯一下，捞出控水。

3 炒锅烧热，加植物油，七八成热时用葱花、姜末爆香，放入南瓜片、莴笋片、木耳、油菜，加盐、料酒翻炒均匀，即可食用。

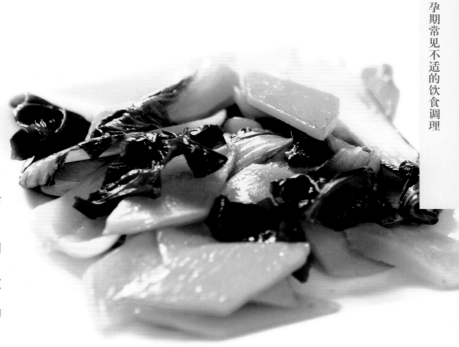

红椒拌藕片

[材料]

白嫩莲藕1根，红椒2个，白糖、芝麻油、生姜、香醋及盐各适量。

[制作]

1 红椒去籽、去蒂、切丝；莲藕洗净，去皮，切片。

2 锅中加热油，先加生姜片爆香，再加入红椒丝、藕片，加少许食盐，翻炒后加少量清水，焖一下，断生即可。

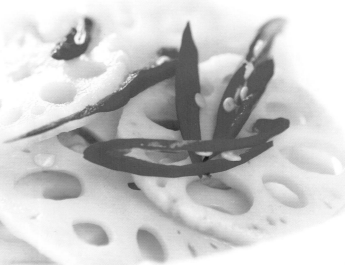

孕期抑郁症

孕期抑郁的准妈妈很容易哭、发脾气、焦虑，例如，会担心分娩过程的疼痛，胎儿是否会畸形，自己是否会流产等。

生活宜忌

1.多了解一些关于分娩的知识，可以减轻准妈妈对分娩的恐惧和紧张感。

2.准妈妈要学会自我调节情绪，多参与一些社交活动，找回自己的兴趣爱好，不但会使怀孕这件事变得令人愉快，而且对胎教也很有帮助。

3.丈夫在孕期应该尽一切可能关心、体贴妻子，减少不良刺激。

4.足够营养和充分的休息能够有效避免心理疾病的发生。

5.孕期适度运动不但可以增进健康、控制体重，还有助于准妈妈保持稳定的精神状态。

6.如果抑郁症很严重，就应该找专门的医生咨询。

食疗菜谱

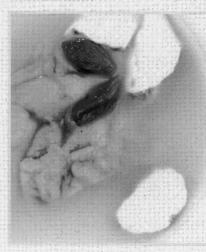

淮杞炖羊脑

[材料]

羊脑1副，淮山10克，汤750克，枸杞子8克，姜1片，料酒、盐、胡椒粉各少许。

[制作]

1 将羊脑的红筋挑掉，放在炖盅里。

2 炖盅内加入淮山、枸杞子、料酒、姜片、汤，炖约30分钟，取出，弃掉姜片，撒上胡椒粉便成。

红枣芹菜汤

[材料]

红枣6粒，芹菜500克，水2碗，片糖半块。

[制作]

1　芹菜摘除根、叶，将茎切成2厘米长的段。

2　将芹菜段、红枣和水放入煲内煮。

3　放入片糖调味，饮用时去渣只饮汤汁。

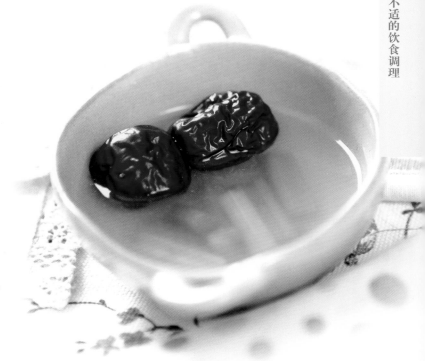

参归炖鸡

[材料]

母鸡1只，人参、当归各25克，大枣10个，盐、姜、料酒各适量。

[制作]

1　将母鸡清洗干净，并将上述材料一并放入砂锅内，用小火慢炖。

2　煮至母鸡熟烂后即可盛入大碗内，多次食用。

167

孕期便秘

　　由于孕期特殊的生理状况，准妈妈常常出现便秘，甚至出现较严重的便秘。妊娠后期，随着胎儿长大，子宫体逐渐增大，宫底抬高。为防便秘和痔疮，凡经常排便不畅的准妈妈应该改变习惯，调整饮食。

生活宜忌

　　1.多喝水，最好每天清晨再加一杯盐开水。

　　2.安排合理的饮食，多吃含膳食纤维多的食物，如苹果、萝卜、香蕉、蜂蜜、豆类、粗粮等。

　　3.少吃或不吃不易消化的食物，如辣椒、莲藕、糯米汤圆等。

　　4.多散步，最好做些轻便体操。

　　5.每天定时如厕以形成条件反射。

　　6.粪便过于干燥的，可服些润滑性泻剂，像石蜡油30毫升，或者刺激性泻剂，像果导或一轻松2粒，暂时通便。但是，绝对不可乱吃强烈的泻剂，如中药番泻叶、大黄等，否则肠蠕动剧增，有可能引起子宫收缩，而导致流产或早产。

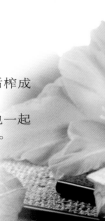

食疗菜谱

牛奶香蕉木瓜汁

[材料]

香蕉、木瓜、牛奶各适量。

[制作]

1　将香蕉、木瓜、牛奶放在一起，然后榨成汁，每晚睡前喝1杯。

2　如果便秘较严重，可把剩下的果肉也一起吃下去，坚持喝3天就会有不错的效果。

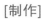

核桃燕麦粥

[材料]

核桃3～4个，燕麦100克，冰糖或蜂蜜适量。

[制作]

1 先将燕麦煮粥，八成熟时，放入核桃仁煮至粥熟。

2 服用时放入冰糖或蜂蜜，也可根据个人口味再加入葡萄干等。

山药鱼肉汤

[材料]

山药1段，石斑鱼肉片240克。

[制作]

1 山药削皮，切成丁以备用。

2 山药放入高汤内，用大火煮开后，转中小火煮15分钟至山药熟软。

3 放入石斑鱼片，续煮3分钟即可食用。

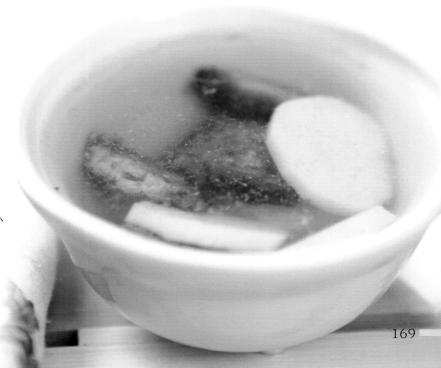

孕期水肿

约有75%的准妈妈在怀孕期间或多或少会有水肿的情况发生，且在怀孕七八个月后，症状会更加明显。原因是子宫越来越大，压迫到下腔静脉，因而造成血液循环回流不畅，这属于正常的现象。

生活宜忌

1.准妈妈每天要保证摄入足够的畜肉、禽肉、鱼、虾、蛋、奶等动物类食物和豆类食物，因为它们含有丰富的优质蛋白质，可增强体质。

2.多吃蔬菜、水果，它们不仅能提高机体抵抗力，还具有解毒利尿等作用。

3.水肿时，饮食要清淡，不要吃过咸的食物，也少吃或不吃难消化和易胀气的食物，以防止水肿加重。

4.对于水肿较严重的准妈妈，应适当控制水分的摄入。

5.避免久坐或久站，并尽可能常常把双脚抬高、放平。

6.尽量穿纯棉衣物，并选择鞋底厚、舒适透气的鞋子。

7.睡觉时最好采用侧卧，因为这样会比仰卧更能减少早晨的水肿。

食疗菜谱

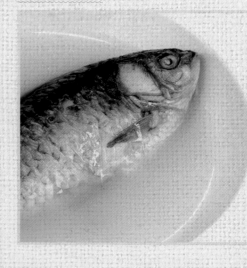

小豆鲤鱼汤

[材料]

鲤鱼1条（约300克），赤小豆120克，盐少许，植物油适量。

[制作]

1 将鲤鱼去肠杂及鳞，赤小豆洗净。

2 锅内下油烧热，放入鲤鱼煎至两面微黄，盛出。

3 锅内加入适量清水，下鲤鱼和赤小豆一起煮熟，用盐调味即可。

黑豆红糖水

[材料]

黑豆、红糖各50克。

[制作]

1 黑豆洗净，与红糖一起放入锅内。

2 加入适量水，用小火煮至黑豆熟透即可。每日1次，连续服用5～7次。

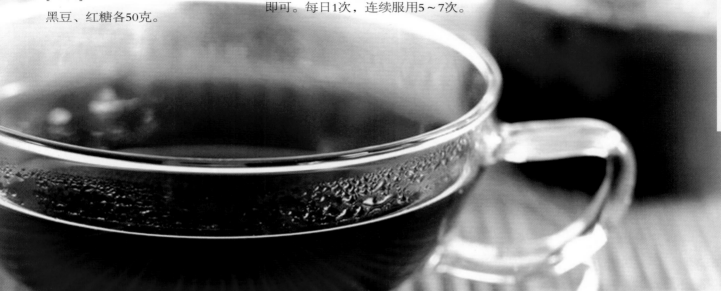

翡翠奶汁冬瓜

[材料]

红椒半只，牛油、鲜奶各50克，冬瓜、西蓝花各300克，蒜蓉、糖、水淀粉、盐各少许。

[制作]

1 红椒洗净，切成细粒；西蓝花切成小朵；将冬瓜去皮，切成小块，放入滚水中焯熟，捞起滤干水分。

2 爆香蒜蓉，再加入西蓝花炒熟，倒入芡汁炒匀，出锅诚如盘中。

3 将牛油放入锅中煮熔，加入红椒粒、冬瓜、盐、糖、搅匀，淋在西蓝花上面即可。

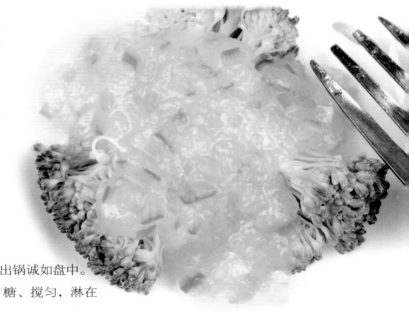

孕期贫血

孕期贫血是临床最常见的表现之一，然而它不是一种独立疾病，可能是一种基础的或有时是较复杂疾病的重要临床表现，一旦发现贫血，必须查明其发生原因。

生活宜忌

1.最好不要喝茶，多喝茶只会使贫血症状加重。

2.牛奶及一些中和胃酸的药物会阻碍铁质的吸收，所以尽量不要和含铁的食物一起食用。

3.主食可多吃面食，面食较大米含铁多，也易于人体吸收。

4.做菜时温度不要过高，烹调时间也不要过久，以防止叶酸流失。

5.做菜时尽量使用铁锅、铁铲，它们在烹制食物时会产生一些小碎铁屑，溶解在食物中形成可溶性铁盐，易于让肠道吸收铁。

6.补铁的同时不宜服用含钙高的食品或药品。

7.按时去医院做产前体检，至少应在妊娠中期和晚期检查两次血色素，以便了解身体状况，采取相应措施。

8.若准妈妈已患有较为严重的贫血，就需要在医生的指导下根据贫血的程度来补充铁剂。

食疗菜谱

腐乳豆腐羹

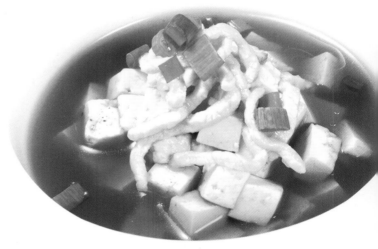

[材料]

瘦猪肉150克、豆腐75克，淀粉30克、葱10克、红腐乳汁25克、白糖5克、高汤4杯。

[制作]

1　把瘦猪肉切成丝，拌入淀粉中。

2　豆腐切成四方丁；葱洗干净，并切成葱花。

3　高汤4杯倒入锅中烧开，开锅后转小火，接着放入猪肉丝及豆腐丁继续煮。

4　再加入红腐乳汁、白糖，用水淀粉勾芡，呈黏稠状后熄火，最后撒入葱花即可食用。

虾肉水饺

[材料]

虾肉泥150克，猪肉泥400克，韭菜末300克，水调面团1200克，味精1/2小匙，绍酒、盐、酱油各1小匙，葱花少许。

[制作]

1 虾肉泥、猪肉泥、韭菜末加盐、味精、绍酒、酱油搅匀成虾肉馅。

2 把水调面团揉成长条，摘成小面剂，擀成中间厚周边薄的圆形面皮，包入虾肉馅，捏成饺子生坯。

3 把锅置火上，水烧沸，倒入饺子生坯煮熟，撒入葱花就可以了。

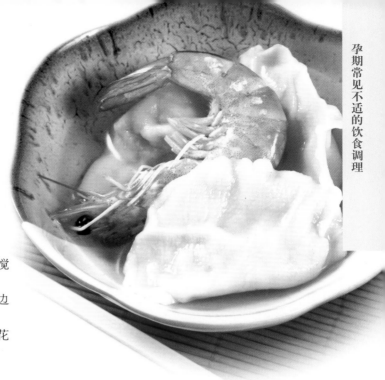

花生红枣粥

[材料]

花生仁、红枣各50克，糯米100克，冰糖10克。

[制作]

1 将花生仁浸泡2小时，红枣去核洗干净。

2 将花生仁、红枣和淘洗干净的糯米一起下锅熬成粥，等到粥黏稠后加入冰糖，稍微煮一下即可食用。

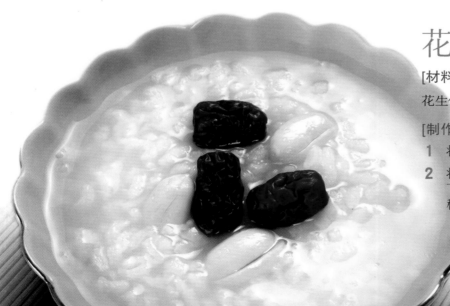

月子期的营养很重要

产后第一周：重在开胃

在产后的第一周里，可以吃些清淡的荤食，如肉片、肉末、瘦牛肉、鸡肉、鱼等，配上时鲜蔬菜一起炒，口味清爽、营养均衡。橙子、柚子、猕猴桃等水果也有开胃的作用。饮食上应适当增加水分，妈妈应多和孩子接触，这会有利于母乳的分泌。

产后第二周：补血和维生素

经过上一周的精心调理，妈妈的胃口恢复的差不多了。这时可以开始尽量多食补血食物，调理气血。

苹果、梨、香蕉能减轻便秘症状又富含铁质，动物内脏更富含多种维生素，是很完美的维生素补剂和补血剂。

产后第三周：催奶好时机

催奶不应该只考虑量，质也非常重要。传统认为妈妈应该多喝蛋白质含量高的汤，但最近的研究发现，被大家认为最有营养，煲了足足8小时才成的广东靓汤，汤里的营养仅仅是汤料的20%。所以科学的观点是汤汁要吃，料更不能舍弃。

营养其实在汤料里，所以煲汤不用一大锅，煲的时间也不要太长，不然营养成分会流失。

·小贴士·

养血之王——猪血；
食疗的营养库——猪肝；
荤素皆宜——黑木耳；
天然维生素丸——红枣；
完全蛋白质——鱼类。

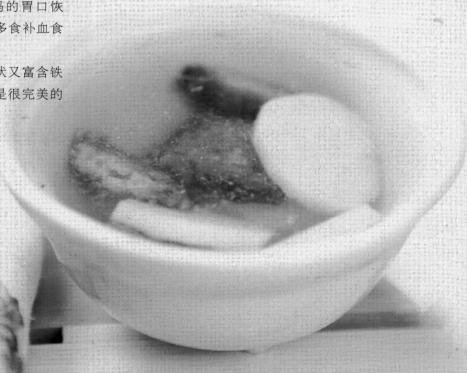

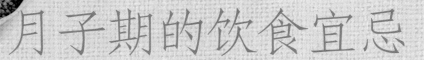

月子期的饮食宜忌

月子期你应该这样吃

　　"吃"可是产后妈妈的一块心病。吃多了，怕继续发胖，不利于妈妈的健康；吃少了，又担心妈妈的元气无法恢复，影响孩子的食物——乳汁。我们的妈妈在月子里究竟该怎么吃呢？

月子期你应该这样吃	月子期你不应该这样吃
饮食清淡且易消化	快速进补
每日摄入优质蛋白质95克	滋补过量
有荤有素，粗细搭配	喝茶太浓
注意调护脾胃	食用辛辣、生冷的食物
多进食汤饮，食物干稀搭配	吃过硬的食物
摄入一定量的脂类	过多饮用红糖水
多吃含钙、铁丰富的食物	过多吃鸡蛋
多吃新鲜蔬果和海藻类食物	
少食多餐	

月子食谱

牛肉粥

[材料]

大米100克，牛肉50克，葱段、姜块、盐各适量。

[制作]

1　洗净牛肉，剁成肉末，待用。

2　将大米淘洗干净。

3　将锅置火上，倒入开水烧沸，放入葱段、姜块、牛肉末，煮沸后捞出葱、姜，撇去浮沫，倒入大米，煮成粥，用盐调味即成。

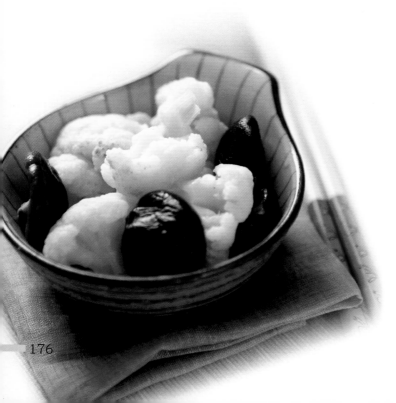

香菇炒菜花

[材料]

菜花250克，香菇、花生油各15克，鸡油、水淀粉各10克，盐3克，鸡精、葱花、姜片各2克，鸡汤200毫升。

[制作]

1　菜花择洗干净，切成小块，放入沸水锅内焯一下捞出；香菇用温水泡发、去蒂、洗净。

2　炒锅上火，放花生油烧热，下葱花、姜片煸出香味，加鸡汤、盐、鸡精，烧开后捞出葱花、姜片不要，放入香菇、菜花，用小火稍煨入味后，用水淀粉勾芡，淋鸡油，盛入盘内即成。

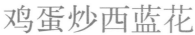

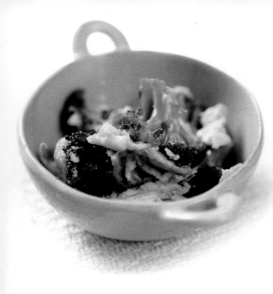

鸡蛋炒西蓝花

[材料]

西蓝花1朵，鸡蛋2个，蒜蓉、葱花、植物油、料酒、盐各适量。

[制作]

1 西蓝花撕成小朵，洗净，放入沸水中焯熟。

2 鸡蛋打入碗中，加少许食盐，打散。

3 锅中加植物油，烧熟，先用葱花、蒜蓉爆香，然后下入鸡蛋液，翻炒，将熟时放入西蓝花、盐、料酒，炒熟即可。

小番茄炒鸡丁

[材料]

鸡肉100克，小番茄40克，黄瓜50克，咖喱粉8克，砂糖1小匙，蒜5克，盐1/2小匙，植物油2大匙，水淀粉10克。

[制作]

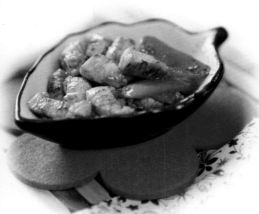

1 将小番茄及小黄瓜洗干净，沥干水，小黄瓜切成块备用。

2 鸡肉洗干净，切丁，加适量盐、植物油、水淀粉、糖搅拌均匀，腌制10分钟备用。

3 锅内倒入植物油，烧至八成热，将鸡肉丁略炒至半熟，放入蒜爆香。

4 将咖喱粉放入炒匀，放入小番茄、小黄瓜片、砂糖、盐等一起翻炒，炒至肉熟后即可食用。

参味小米粥

[材料]

人参5克，大枣10枚，淮山、里脊肉、小米各50克，盐1小匙。

[制作]

1 里脊肉切成薄片后，再用开水烫熟后泡凉。

2 人参煮水取出参汁，加入大枣、淮山药，把小米熬成粥，再加入里脊肉煮1分钟。

3 加入盐调味即可。

吃对吃好，轻轻松松坐月子

催乳食谱

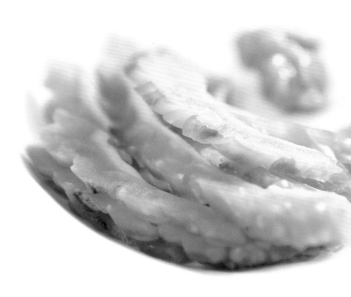

翠瓜小菜

[材料]

绿苦瓜半条，芥末酱1小匙，色拉酱5匙，糖、海鲜酱油各1匙。

[制作]

1 苦瓜洗净，对剖两半，去籽及白色内瓤。

2 将苦瓜斜切薄片，泡入加盐的冷开水中，放入冰箱冷藏至呈透明状，取出，完全沥干水分装盘。

3 芥末酱、糖、海鲜酱油与色拉酱和匀，调成酱汁，供苦瓜片蘸食。

家乡蔬菜面

[材料]

鸡里脊肉100克，胡萝卜、蘑菇、菠菜各50克，香菇20克，蔬菜面25克，葱末、麻油、盐、鸡精各适量。

[制作]

1 把胡萝卜、香菇、蘑菇切成片，加水700毫升，煮开后，放入调料调好味，制成面汤备用。

2 将鸡里脊肉、菠菜放入锅中煮滚。

3 将蔬菜面放入锅中煮透，过冷水，再过一下汤后盛入碗。

4 撒葱末，加入鸡里脊肉、菠菜，倒入面汤即可食用。

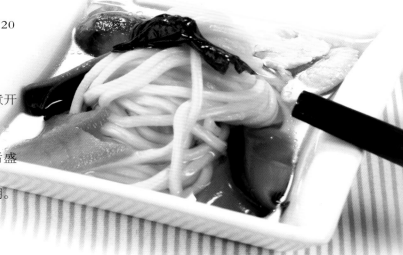

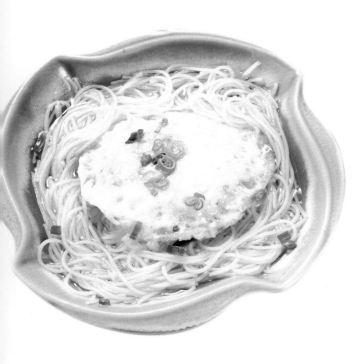

麻油蛋包面线

[材料]

鸡蛋1个、无盐面线1把，老姜4～5片，麻油1小匙，米酒适量。

[制作]

1 将面线放入滚水中煮熟后，捞起备用。

2 将麻油烧热，爆香姜片后，把姜片夹出。再把鸡蛋打进去煎熟盛起。

3 锅中留底油，加入烫熟的面线，起锅前洒入米酒，将煎鸡蛋放铺在面线上即可。

什锦豆瓣干拌饭

[材料]

猪绞肉50克，胡萝卜丁、豆干丁、豆芽各20克、小黄瓜、韭菜各30克，大米饭100克，盐1/4小匙、橄榄油、豆瓣酱各1小匙

[制作]

1 将豆芽、胡萝卜丁氽烫熟，过一下冷水；小黄瓜切成丝；韭菜切成段。

2 猪绞肉、豆干丁、韭菜、熟胡萝卜丁加盐、豆瓣酱、橄榄油，放入不粘锅，以小火炒熟拌匀。

3 大米饭旁摆上炒好的材料及熟豆芽、小黄瓜丝，拌匀即可食用。

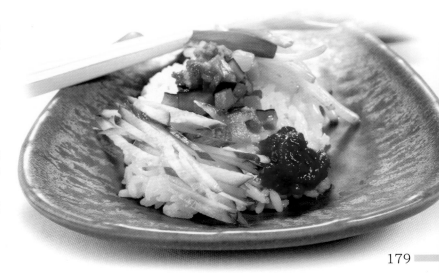

图书在版编目（ＣＩＰ）数据

10×4 孕期营养同步指导 / 莫宝庆主编 . -- 长春：
吉林科学技术出版社，2014.7
ISBN 978-7-5384-7803-7

Ⅰ．① 1… Ⅱ．①莫… Ⅲ．①孕妇－营养卫生－基本
知识 Ⅳ．① R153.1

中国版本图书馆 CIP 数据核字（2014）第 125154 号

10×4孕期营养同步指导

10 × 4 Yunqi Yingyang Tongbu Zhidao

主　　编　莫宝庆
出 版 人　李　梁
策划责任编辑　隋云平
执行责任编辑　练闽琼
模　　特　于　洋　张莹楠　小　静　赵　丽　陈　悦　于　娜　陈园园
封面设计　长春市一行平面设计有限公司
制　　版　长春市一行平面设计有限公司
开　　本　880mm×1230mm　1/20
字　　数　156千字
印　　张　9
印　　数　1—8000册
版　　次　2015年1月第1版
印　　次　2015年1月第1次印刷

出　　版　吉林科学技术出版社
发　　行　吉林科学技术出版社
地　　址　长春市人民大街4646号
邮　　编　130021
发行部电话/传真　0431-85635177　85651759　85651628
　　　　　　　　　85677817　85600611　85670016
储运部电话　0431-84612872
编辑部电话　0431-85659498
网　　址　www.jlstp.net
印　　刷　辽宁美程在线印刷有限公司

书　　号　ISBN 978-7-5384-7803-7
定　　价　39.90元